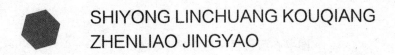

SHIYONG LINCHUANG KOUQIANG
ZHENLIAO JINGYAO

实用临床口腔诊疗精要

陈宜辉　著

黑龙江科学技术出版社

图书在版编目（CIP）数据

实用临床口腔诊疗精要 / 陈宜辉编著. -- 哈尔滨：
黑龙江科学技术出版社, 2018.2
ISBN 978-7-5388-9759-3

Ⅰ.①实… Ⅱ.①陈… Ⅲ.①口腔疾病—诊疗 Ⅳ.
①R78

中国版本图书馆CIP数据核字(2018)第115018号

实用临床口腔诊疗精要
SHIYONG LINCHUANG KOUQIANG ZHENLIAO JINGYAO

编　　著	陈宜辉
责任编辑	李欣育
装帧设计	雅卓图书
出　　版	黑龙江科学技术出版社
	地址：哈尔滨市南岗区公安街70-2号 邮编：150001
	电话：（0451）53642106 传真：（0451）53642143
	网址：www.lkcbs.cn www.lkpub.cn
发　　行	全国新华书店
印　　刷	济南大地图文快印有限公司
开　　本	787 mm×1 092 mm　1/16
印　　张	8
字　　数	203 千字
版　　次	2018年7月第1版
印　　次	2018年7月第1次印刷
书　　号	ISBN 978-7-5388-9759-3
定　　价	88.00元

前　言

现代口腔医学飞速发展，已经远远不同于古代的、甚至一个世纪前的口腔医学。虽然口齿疾病的防治知识起源很早，但是过去既缺乏科学的基础，有没有现代的器材设备，不能切割坚硬的牙齿组织，也不能很好地修复缺落的牙齿，更不用说矫正错位畸形的牙齿和进行颌面各种精细的手术了。口腔医学有别于医学者，他与医学同具有生物科学的基础外，还要求具备理工学的基础。口腔医学是人体工学最前列的开拓学科。

本书主要阐述了儿童龋病的治疗与预防，儿童牙龈、牙周、黏膜疾病，牙齿发育异常，发育期牙列的间隙管理，乳牙列和混合牙列的早期正畸治疗，以及儿童牙外伤的内容。全文论述详尽，资料新颖，图文并茂，科学性与实用性强，可供各基层医院口腔科的主治医生、进修医师及医学院校本科生、研究生参考使用。

由于本书参编写时间有限，书中疏漏在所难免，望广大读者提出宝贵意见和建议，谢谢！

编　者
2018 年 2 月

目 录

第一章

儿童龋病的治疗与预防

第一节　儿童龋病的治疗

虽然解决龋病最有效的办法是建立一个有效的预防性计划，但许多儿童已患有龋病及继发的病变，因此，需要采取一些牙体治疗手段来防止牙齿的继续破坏。本节主要介绍一些治疗的基本原理，对治疗方法的合理选择，并介绍一些常用的治疗方法。

一、修复体的寿命

近年来，用于牙齿修复（dental restoration）的生物材料（biomaterials）发展突飞猛进。这一现实使得口腔医生面临着牙科技术不断发展的挑战。儿童口腔医学专业（pediatric dentistry）最常用的修复材料（restorative materials）是复合树脂（composite）和其他树脂体系、玻璃离子水门汀（glassionomer cement）、银汞合金（silver amalgam alloys）、不锈钢合金（stainless steel alloys）。虽然陶瓷（porcelain）及铸造合金（cast metal alloy）也在使用，但与前面的那些材料相比，使用率很低。

在儿童龋病的治疗中，使用复合树脂、玻璃离子水门汀或二者的复合物逐渐增多，而银汞合金则逐渐减少，甚至被全部替代。水门汀等材料具有黏接性（bonding capability），玻璃离子水门汀因为可以长时间释放氟（fluoride），所以具有药物疗效，并且具有凝固后收缩最小的特点。复合树脂则比较耐用、美观且修复的效果好。如果操作规范，复合树脂和玻璃离子水门汀都能在牙齿与修复材料界面形成良好的边缘封闭。Berg 曾设想，如果将这些材料作一个连续带状分布，左边是玻璃离子，右边是复合树脂，中间区域是以二者不同比例混合的化合物。这一区域中有两种被称为"树脂改良玻璃离子 resin – modified glass ionomer"（或"光固化玻璃离子 light – cured glassionomer"）及"玻璃离子改良树脂 glass ionomer – modified resin"（或"复合体"）的材料，在这一区间最右边可加入流动树脂（flowable composite resin），其为第五种材料。因此，熟知连续带内各种材料的优缺点将有助于临床医师根据患儿不同的情况作出最佳选择。

尽管银汞合金的使用逐渐减少，但它仍是最耐用、便宜的材料之一。银汞充填的成功依赖于特定的窝洞预备（cavity preparation）而形成的良好固位，而玻璃离子水门汀－复合树脂这一条带内的材料则不需要这样。随着"黏接银汞（loonded amalgams）"的出现，银汞合金又逐渐引起人们的关注。"黏接银汞"是指酸蚀（etch）预备好的窝洞（cavity），先用牙本质黏接剂（dentin – bonding agent）处理，再用玻璃离子 – 复合树脂区间中的某种材料进行洞衬（line），最后进行银汞充填（restoration）。与传统银汞充填相比，"黏接银汞"充填需要更多的时间和费用，似乎很难适应乳牙常规的充填。

不锈钢合金是儿童口腔医学专业的另一种常用材料，专用于乳牙的全冠修复，即预成冠。毫无疑问，在其他修复方法不能解决的情况下，预成冠在很大程度上保留了乳牙的功能。在前牙可用树脂或瓷贴面加强美观性。下面就几种主要的充填和修复材料作一简单的介绍。

（一）传统的修复材料

1. 银汞合金（silver amalgam）　其应用于牙齿充填已经有 150 年历史了。尽管它不是牙色材料，并且常有安全性方面的质疑（大多数没有可靠证据），但仍广泛用于临床。这可能是因为它应用简单，技术要求不高，作为后牙充填材料很经济。现代无 Y – 2 相合金充填材料使用寿命延长，且技术要求较牙色材料要低得多。临床试验和回顾性研究表明，至今为止，没有哪一种冠内充填材料的性能优于银汞合金。

2. 预成金属冠（preformed metal crowns）　开始于 20 世纪 50 年代，在北美地区已得到广泛应用。所有发表的研究结果表明，预成金属冠在乳牙修复方面比其他修复材料成功率要高，尤其在波及两个牙面以上的龋病及需要进行牙髓治疗的龋病。对于第一、二乳磨牙，除了很小的龋损修复外，预成金属冠都是修复的最佳选择。

当第一恒磨牙因龋病或发育缺陷涉及邻面时，预成冠也是很好的修复手段。它可以作为一种暂时性修复，用于 9 ~ 12 岁治疗性拔除以前或以后、铸造冠修复以前的阶段。

3. 复合树脂（composite resin）　复合树脂在 20 世纪 70 年代早期进入市场，从那时起，人们就不停地对复合树脂进行改进以提高材料的性能。目前复合树脂广泛用于前牙及后牙的修复。酸蚀技术的发展使这些材料在边缘密合方面有较好的效果。复合树脂对技术要求高，操作时间较银汞合金长，而且要严格隔湿。由于树脂在水中不稳定，所以修复的长期效果不佳。虽然最好的复合树脂材料有最高性能的无机填料和较低的吸水性，但随时间发展也会发生老化。

4. 玻璃离子水门汀（glass ionomer cement）　玻璃离子水门汀于 20 世纪 70 年代末期进入市场，人们也一直不断地改进，使其性能不断提高。目前其性能已得到了较大的提高，并且有些地方优于复合树脂。因含有高浓度的氟，能在长时间内缓慢释放氟，可保护邻面不再继发龋病。玻璃离子水门汀与牙釉质和牙本质黏接而不需要酸蚀，不产生聚合收缩，一旦固化，在口腔这样一个高湿度环境中也能保持稳定。但使用玻璃离子操作时，隔湿是非常重要的。

（二）新型修复材料

近年出现了许多新型材料，以期兼有复合树脂和玻璃离子水门汀的最佳性能。有些材料很有发展前途，可以考虑用来进行儿童乳牙的修复。这些材料可以根据是否保留了玻璃离子水门汀的酸基反应而分类。

1. 树脂改良的玻璃离子（resin modified glass ionomer）　这种材料主要成分是玻璃离子水门汀，在其中加入一种树脂系统，这样可使材料通过光固化或化学催化剂固化加速材料固化过程。同时保留了玻璃离子的羧基反应，这样就算没有树脂系统，材料也能同化，只是相对慢些，并且玻璃离子的主要性能得以保留。

2. 多聚酸改良的复合树脂（polyacid – modified composite resin） 与以上相反，这种材料含大量的树脂成分，而不产生玻璃离子的羧基反应。因此，尽管它们易于操作，但长期性能是否优于树脂还难以肯定。

二、龋病治疗过程中清晰术野的维持

在备洞充填时，保持清晰的术野将便于操作、增强治疗效果。使用橡皮障（rubber dam）可以维持清洁的术野。橡皮障有以下优点：

1. 节省时间（saves time） 在熟练护士的配合下，使用橡皮障应是口腔治疗的常规。Heise 通过 302 例病例的研究报道，用橡皮障平均 1 分 48 秒隔离出 2.8 个牙；放置橡皮障的最短纪录是 15s（单个牙隔离），最长纪录是 6min，多在 25 ~ 50s；去掉橡皮障需 10s。虽然安放橡皮障需要时间，但减少了患儿漱口的过程，所以实际上减少了操作时间。

2. 帮助管理（aids management） 有创意的说法是：将橡皮障叫做牙齿的"雨衣"。使用橡皮障可以很好地减轻患儿的焦虑。据临床经验分析，橡皮障安放适宜，不安的或不合作的患儿会容易控制一些，因为橡皮障可有效控制唇和舌，医师可有更大的自由完成操作。

3. 利于隔湿（controls saliva） 在乳牙上完成窝洞制备后，隔唾就显得格外重要。使用橡皮障，对髓腔宽大、龋坏广泛的乳牙备洞时，可减少边缘的误差。当牙齿被橡皮障隔离开来后，更易发现小的露髓孔，可以仔细观察牙髓暴露的程度、牙髓的出血程度。因此，橡皮障可以帮助医师对活髓牙进行牙髓状况的评价。

4. 提供保护（provides protection） 用橡皮障可防止异物进入口腔；当充填材料、牙齿碎屑、药物掉入口中时，会增加唾液的分泌，而影响操作。橡皮障可阻止患儿误吞和误吸这些异物。

5. 帮助医师指导家长（helps the dentist to educate parents） 家长们对于给患儿做的治疗往往很感兴趣，当使用橡皮障时，医师能很好地向家长展示治疗后的效果。橡皮障使得医师有总领全局的感觉，因而更能提供高质量的服务。

具体的橡皮障使用技术这里就不作详细介绍，如果有条件，建议尽量使用。

三、乳牙的形态学特点及窝洞的制备

（一）形态学因素

与对应的恒牙相比，乳牙牙冠小且更接近球形，磨牙呈钟形，颈部有明显的缩窄。乳磨牙颊面颈 1/3 处有显著的隆起。因为乳磨牙颈部的缩窄明显，所以在备Ⅱ类洞的龈壁和髓壁时一定要注意。颊舌面在𬌗面汇聚成一个窄的𬌗面，这在第一乳磨牙中尤为明显。乳牙的髓角高而尖，牙本质也较薄，所以其髓腔相对较恒牙的髓腔要大。乳牙的釉质很薄，但厚度一致，釉质表面与釉牙本质界趋于平行。

（二）乳牙窝洞预备的基本原则

传统的Ⅰ类和Ⅱ类洞的预备应包括龋损部位、易于滞留食物和菌斑的潜在龋损区域，需要髓壁平整，但轴壁和髓壁的线角应避免尖锐。线角圆钝可减少应力集中，会使充填材料更好地适应备好的窝洞。

尽管传统的Ⅰ类洞的预备和充填在某些情况下是最有效的治疗方法，但最近这种方法却越来越少被应用。因黏接修复和封闭材料的采用，传统的治疗方法在很大程度上被保守的窝洞充填取代。

尽管传统的Ⅱ类洞的备洞充填没有明显减少的趋势，但随着具有治疗及黏接性能的修复材料的发展，其应用也将逐渐减少。传统的用于银汞充填的Ⅱ类洞，颊舌侧要扩展到自洁区（self – cleansing areas）。窝洞的设计应在颈部有较大的颊、舌侧扩展以保证与邻牙接触区的清洁。在邻面这一向颊舌扩展、散开的窝洞形状，对乳磨牙是必需的，因为乳磨牙邻面接触为面与面的接触，且接触区平而宽大，而且颊侧龈1/3处隆起明显（distinct buccal buloe in thegingival third）。理论上，鸠尾峡部（dovetail form isthmus）的宽度应为两牙尖之间距离的1/3。轴髓线角（axiopulpal line angle）应是圆钝的，以减少应力集中，这样，也可保证在这个易于折断的地方多放些材料。

银汞充填后，许多充填体在殆面折断是因为对袷的尖锐牙尖，所以最好在备洞前用咬合纸（articulating paper）确定这些有潜在危害的牙尖。轻微降低对殆尖锐牙尖的高度或将牙尖磨圆钝均可减少充填体的折断。

（三）乳牙的备洞

乳牙的备洞并不难，但需要术者精确控制。对制备窝洞的轮廓和进行窝洞的大体预备时，建议高速手机（high – speed handpiece）所使用的钻针应该是小的、圆头的钨钢钻针（small，rounded – end carbide burs）或金刚砂钻针。通常情况下，考虑方便及效率，备洞整个过程的操作仅用同一根钻针即可完成。

1. 低龄儿童龋的Ⅰ类洞　在2岁以下儿童的常规检查中，医师偶尔会发现一颗或多颗第一乳磨牙殆面中央窝的早期龋，但很轻微。因为儿童的心理不成熟，也不可能与之进行有效的交流，可采取父母在牙椅上用自己的双手和双腿交叉将患儿固定在自己身上的方式进行治疗。这样不仅可让患儿觉得放心，还可防止操作过程中患儿的意外运动。较小的窝洞预备可不用橡皮障，也不需要局麻（localanesthetic），用钻针打开龋洞，只在龋损范围内预备好窝洞即可，往往窝洞预备能在几秒之内完成。用银汞合金、树脂、树脂改良的玻璃离子水门汀或玻璃离子水门汀充填窝洞，可阻止龋病进一步发展或暂时抑制牙齿的进一步损坏。如果患儿比较合作，应进行预防性树脂充填（preventiveresin restoration）。

2. 窝沟点隙处的Ⅰ类洞　预备窝洞及充填见下面的预防性树脂充填。

3. 深的Ⅰ类洞　如果计划用银汞充填，预备Ⅰ类洞时的第一步就是去除无基悬釉（o-verhanging enamel）。而后，窝洞应扩展至龋损窝沟或殆面的解剖缺陷处（预防性扩展）。龋损牙本质应用大号球钻（large，round burs）或挖匙（spoon excavators）去除。如果去腐干净且不露髓，洞壁应平行，按之前所述制备。深窝洞中应放置生物相容性（biocompatiblity）好的垫底材料（basematerial），避免对牙髓的刺激。

如果计划用复合树脂或玻璃离子水门汀充填，未病变的窝沟点隙也应作为黏接修复的一部分进行封闭。另外，充填时避免对牙髓的刺激。

4. Ⅱ类洞　学龄前儿童中邻面龋很多，发现后应立即采取预防及修复措施。

（1）小的病损：非常小的早期邻面龋（incipient proximal lesions）应南口腔医师对其进行局部涂氟，同时配合家庭局部用氟。通过这一治疗配合饮食习惯及口腔卫生的改善（improved diet and improved oralhygiene），一些早期邻面龋会再矿化或处于静止状态。但是一定要让家长知道采取这些措施的重要意义，并能做到定期复查。如果家长和患儿未能很好地配合上述治疗，则通过咬合翼片检查会发现病变出现扩大，这时，应采取充填治疗，以防止其进一步发展成为广泛的龋损。

随着黏接修复技术的进步，特别是那些释氟的修复材料的出现，越来越提倡保守的窝洞预备。小的Ⅱ类洞龋病，并未波及牙髓，这时仅打开边缘嵴或其唇面，去净腐质，不去除过多的牙体组织，进行窝洞预备，已成为一种流行的微创技术。对于龋损的入口，其大小能够进行去腐即可，不必过大，以保留更多正常的牙体组织。

通过为期3年的临床研究发现，保守的窝洞预备后，用玻璃离子充填后的成功率较高。此外，新型的树脂改良的玻璃离子材料具有易掌握、固化时间短、成功率高等特点。

许多学者主张用释氟材料进行保守的备洞和充填。操作时，不是一定要使用局麻。如果患儿合作，建议最好能用橡皮障，尤其对于上牙的治疗操作。树脂改良的玻璃离子材料在保守的备洞和充填修复中可获得满意的效果。

（2）较大的牙本质龋损病变：无论是银汞还是复合树脂充填修复，乳牙传统的Ⅱ类洞预备的第一步是打开边缘嵴。但当打开边缘嵴时，一定要加倍注意，防止对相邻牙邻面的损害。

窝洞的龈壁及邻面壁应解除与邻牙的接触。轴壁和颊、舌壁形成的角度应接近直角。颊、舌壁应依照牙齿外形向颈部发散，在𬌗面汇聚（图1-1）。轴壁（髓壁）的预备要避免意外露髓，对于龋损组织一定要去尽，当波及牙本质深层时，应注意对牙髓的保护，充填之前应进行洞衬或垫底。医师的专业判断是选择最适宜修复方法的关键。

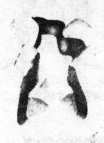

图1-1 传统的乳磨牙Ⅱ类洞

5. Ⅲ类洞 乳前牙邻面的龋损会发生在牙齿接触紧密或牙列拥挤的儿童中。乳前牙的龋损在一定程度上可作为患儿易患龋的证据，对这些患儿应采取综合的防治计划。如果龋损未进展到牙本质，去净腐质不累及或削弱切角，则可预备小的常规的Ⅲ类洞，用黏接材料充填（图1-2）。

6. 改良的Ⅲ类洞预备 如果乳尖牙与第一乳磨牙相接触，那么在易患龋的儿童中，乳尖牙的远中面是常患龋的部位。乳尖牙因其在牙弓中特殊的位置、其远中面与第一乳磨牙近中面有较宽的接触区、位置较高的牙龈组织，使得预备典型的Ⅲ类洞并正确地进行充填变得比较困难。改良的Ⅲ类洞的预备是在舌侧或偶尔在唇侧备鸠尾（dovetail）。上颌尖牙多备舌侧鸠尾，而下颌尖牙多备唇侧鸠尾（图1-3，图1-4）。这种备洞方法可获得额外的固位及使放置充填材料的操作变得容易。

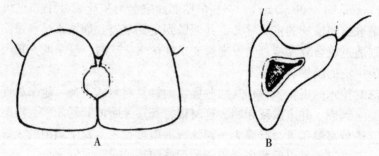

图 1 - 2　A. Ⅲ类洞的唇面轮廓线；B. Ⅲ类洞的邻面观

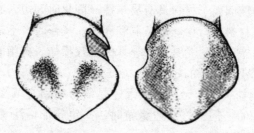

图 1 - 3　改良的Ⅲ类洞的舌唇面观，上乳尖牙鸠尾多在舌侧

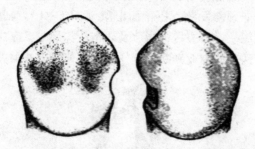

图 1 - 4　改良的Ⅲ类洞的舌唇面观，下乳尖牙鸠尾多在唇侧

四、乳前牙邻面 - 切角处龋的修复

（一）预成的不锈钢带环

对于乳前牙近中或远中累及切角的深龋损，较早的方法是推荐使用预成的不锈钢带环。在去腐前要放入合适的不锈钢带环，去腐后，用玻璃离子水门汀充填窝洞，同时黏接不锈钢带环到位。水门汀硬化后，去除多余的水门汀。

尽管这种技术在牙色修复材料出现前就已经被应用，虽然存在美观问题，但是，当家长不愿意花更多的时间及经济负担进行修复时，对于治疗患病年龄非常小的低龄儿童龋，这也是一种选择。如果患牙的牙髓是健康的，则水门汀 - 带环修复将优于拔牙。如果可以采取一定的方法安抚并固定住患儿，这一操作过程将会很快完成，且会有满意的长期修复效果。等患儿再长大一些，变得合作后，如果需要，可将带环去掉，换用美观效果好的修复方法。

如果前牙龋损非常近髓，水门汀 - 带环修复非常适于在间接牙髓治疗术（或二次去腐治疗术）中用于固定盖髓材料。第一次就诊，仅需去除肉眼可见的龋损组织即可，留下软化的牙本质。用水门汀将试好的带环黏接固定，封闭窝洞并抑制龋损进展，之后，至少等10 ~ 12 周，当修复性牙本质形成后，将带环去掉并进一步去腐，如果没露髓，就可进行最终的修复治疗。

（二）美容树脂修复

图1 - 5 列出了乳切牙龋接近或累及切缘时，进行美容修复的一种窝洞预备类型。除了窝洞制备，对患儿还需进行其他操作，因此，使用橡皮障十分必要，因为橡皮障可以使术野干燥、视野清晰，并有效地控制唇舌。

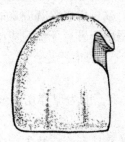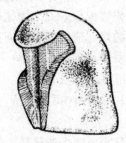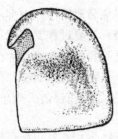

图1 - 5　乳切牙美容修复洞型的唇匿、邻舌面、舌面观

牙体预备包括通过切角的邻面预备、去腐、修整颈部肩台。然后在牙冠颈1/3 唇舌两侧制备改良鸠尾（以利于固位），去尽残余腐质，之后，酸蚀，黏接充填。

将成型片通过楔子紧密地置于牙颈部的肩台处，这有助于操作者在治疗过程中向窝洞内放置充填材料、进行塑形及固化过程中对复合树脂的固定。好的成形片可简化和加速这些操作过程。

McEvoy 曾描述过一种相似的乳切牙的备洞和修复方法，但是其固位鸠尾不是放在唇面的龈1/3。固位鸠尾可稍扩延至唇面的2/3，甚至远达整个牙颈部的脱矿釉质。然后制备釉质斜面，以改善修复体的边缘黏接。

充填体最初的修整，应该用火焰状磨光钻针（flame - shaped finishing bur）去掉多余的树脂，建立修复体的外形。龈缘用尖的刃状的钻针磨光。最后抛光用橡皮杯及细的潮湿的磨光材料或复合树脂磨光系统（composite polishing system）来进行。

（三）不锈钢全冠

龋损广泛累及切缘及邻面的乳切牙及乳尖牙，可用不锈钢全冠修复。

先选择尺寸合适的不锈钢全冠，修整颈部的边缘外形，抛光，用水门汀黏接同位。有关全冠修复的技术将在本书其他章节中具体介绍。尽管全冠有很好的固位，但是却不能满足一些患儿的美观要求。应该将大部分唇面的金属磨去，即唇侧"开窗"，然后用复合树脂修复。这种修复叫做"开面不锈钢冠"（open - face stainless steel crown）。

一些唇面有美容贴面的不锈钢全冠也可用来修复乳前牙。这些全冠可以很好地在预备过的牙齿上就位。或者就诊两次，第一次就诊后，去技工室将裸露的金属冠做贴面，第二次就诊时再最后黏着。Croll 推荐在修复治疗之前，应取一牙藻酸盐印模（alginate impression），可先在石膏模型上模拟进行全冠预备，这样事先就可取得全冠的良好就位。这样就可以在进行牙体预备的首次完成黏冠，（而不是等一段时间去技工室在已试好的裸冠上加贴面）。

（四）直接树脂冠

Doyle 介绍了一种乳切牙甲冠（jacket crown）的预备设计，是利用牙冠颈缘处的倒凹区（undercutarea），尽可能多地保留釉质来酸蚀及保存天然牙切缘的中央部分以增加固位。去除腐质后，保护暴露的牙本质，酸蚀釉质，用预成的丙烯酸树脂甲冠衬以自凝（self - curing）的修复树脂修复预备好的切牙。

Webber 等曾描述过一种和 Doyle 方法非常相似的树脂冠技术，不同的是，牙齿要通过赛璐珞冠（celluloid crown）成形进行复合树脂修复。他们不提倡保留天然牙部分的切缘，而且随着赛璐珞冠就位，内部的充填树脂成型并完全固化后，就可以去除赛璐珞冠，再经过简单的调磨，修复过程就完成了。赛璐珞冠成型的方法同样适用于乳后牙。冠成型对一些后牙黏接修复起到很好的成型片作用。使用这种冠成型的一个成功的指征是：通过这些修复，可以暂时地恢复牙列的完整和恢复下沉乳牙的咬合。

Doyle 的尽可能保留天然牙部分切缘的操作可增加固位效果，因为保存切缘区意味着可提供取代。

尽管传统的Ⅱ类洞的备洞充填没有明显减少的趋势，但随着具有治疗及黏接性能的修复材料的发展，其应用也将逐渐减少。传统的用于银汞充填的Ⅱ类洞，颊舌删要扩展到自洁区（self - cleansing areas）。窝洞的设计应在颈部有较大的颊、舌侧扩展以保证与邻牙接触区的清洁。在邻面这一向颊舌扩展、散开的窝洞形状，对乳磨牙是必需的，因为乳磨牙邻面接触为面与面的接触，且接触区平而宽大，而且颊侧龈 1/3 处隆起明显（distinct buccal buloe in thegingival third）。理论上，鸠尾峡部（dovetail form isthmus）的宽度应为两牙尖之间距离的1/3。轴髓线角（axiopulpal line angle）应是圆钝的，以减少应力集中，这样，也可保证在这个易于折断的地方多放些材料。

银汞充填后，许多充填体在𬌗面折断是因为对𬌗的尖锐牙尖，所以最好在备洞前三用咬合纸（articulating paper）确定这些有潜在危害的牙尖。轻微降低对𬌗尖锐牙尖的高度或将牙尖磨圆钝均可减少充填体的折断。

（五）乳牙的备洞

乳牙的备洞并不难，但需要术者精确控制。对制备窝洞的轮廓和进行窝洞的大体预备时，建议高速手机（high - speed handpiece）所使用的钻针应该是小的、圆头的钨钢钻针（small, roundedend carbide burs）或金刚砂钻针。通常情况下，考虑方便及效率，备洞整个过程的操作仅用同一根钻针即可完成。

1. 低龄儿童龋的Ⅰ类洞　在 2 岁以下儿童的常规检查中，医师偶尔会发现一颗或多颗第一乳磨牙𬌗面中央窝的早期龋，但很轻微。因为儿童的心理不成熟，也不可能与之进行有效的交流，可采取父母在牙椅上用自己的双手和双腿交叉将患儿固定在自己身上的方式进行治疗。这样不仅可让患儿觉得放心，还可防止操作过程中患儿的意外运动。较小的窝洞预备可不用橡皮障，也不需要局麻（localanesthetic），用钻针打开龋洞，只在龋损范围内预备好窝洞即可，往往窝洞预备能在几秒之内完成。用银汞合金、树脂、树脂改良的玻璃离子水门汀或玻璃离子水门汀充填窝洞，可阻止龋病进一步发展或暂时抑制牙齿的进一步损坏。如果患儿比较合作，应进行预防性树脂充填（preventiveresin restoration）。

2. 窝沟点隙处的Ⅰ类洞　预备窝洞及充填见下面的预防性树脂充填。

3. 深的Ⅰ类洞 如果计划用银汞充填，预备Ⅰ类洞时的第一步就是去除无基悬釉（overhanging enamel）。而后，窝洞应扩展至龋损窝沟或殆面的解剖缺陷处（预防性扩展）。龋损牙本质应用大号球钻（large, round burs）或挖匙（spoon excavators）去除。如果去腐干净且不露髓，洞壁应平行，按之前所述制备。深窝洞中应放置生物相容性（biocompatiblity）好的垫底材料（basematerial），避免对牙髓的刺激。

如果去除窝沟点隙龋的腐质后，洞宽不超过1mm，可以用流动树脂充填窝洞的同时封闭牙面其余窝沟。这是改良的预防性树脂充填术。但要注意，由于流动树脂中填料成分少，固化后聚合收缩明显且不耐磨，不适用洞宽超过1mm的窝沟龋，以避免微渗漏。

在进行窝沟点隙龋的去腐治疗时，具体治疗过程是：首先用小球钻（常常是半号球钻）钻到龋病的窝沟底部，然后沿点隙周围进行提拉，去除窝沟壁上脱矿的釉质及釉牙本质界处的腐质。如果釉牙本质界处的龋损已经扩散，用器械或钻针无法去除，则应扩大开口，注意不要过多去除釉质、牙本质。备洞后，牙本质用氢氧化钙制剂或玻璃离子水门汀垫底，然后用复合树脂充填并用窝沟封闭剂封闭其余相邻窝沟。

较制备传统的银汞合金洞型时进行预防性扩展相比，预防性树脂充填术保留了更多的健康牙体组织，是一种在年轻恒牙值得推广的微创技术。

4. 因为年轻恒牙的修复能力强 其深龋治疗过程中必要时可考虑二次去腐修复（indirect pulptreatment）。

早在18世纪中叶，就有学者提出对接近露髓的龋齿，有意地留下部分软化牙本质，充填患牙。近30年来北美儿童口腔医师对较大的深龋多采用氢氧化钙的再矿化法治疗。由于氢氧化钙的pH值在11以上，有一定的杀菌作用，可以抑制龋损的进展，且其刺激作用促使牙髓形成修复性本质，并使大量的钙和磷自牙髓进入脱矿牙本质。覆盖氢氧化钙后10～12周，窝洞底脱矿牙本质可再矿化。因此，年轻恒牙的深龋，若全部去除龋损牙本质估计会露髓的病例，用再矿化法可避免露髓。

治疗分两次完成。首次在去除腐质时，近髓处的软化牙本质不一定去除。窝洞洗净干燥后，于洞底覆盖氢氧化钙制剂，之后垫底，并用封闭性能好的充填材料充填。10～12周后再次治疗，去除全部充填物，常见首次淡褐色湿润的牙本质已变为灰色或黑褐色的干燥牙本质。用挖匙去除所残留的软化牙本质，确定未露髓，再作间接盖髓、垫底及永久性修复。前后两次X线片对比，亦可见软化牙本质的再矿化。

5. 年轻恒牙存在垂直向和水平向的移动 所以其修复治疗以恢复解剖形态为主，不强调邻面接触点的恢复。

五、后牙的修复：复合树脂或玻璃离子水门汀修复

随着复合树脂性能的改进，临床上已将其常规用于后牙的修复。最近，越来越主张用玻璃离子水门汀（或玻璃离子－复合树脂材料条带内的其他材料）进行修复。损坏严重的牙齿在进行预成不锈钢冠或铸造金属全冠修复的牙体预备之前，也可用复合树脂进行充填。

（一）乳磨牙的修复

随着复合树脂和玻璃离子水门汀等修复体的不断改进，其在临床上的应用也越来越广泛，但这些修复材料的持久性还有待进一步的研究。

到目前为止，对于乳磨牙传统Ⅱ类洞的修复，还没有对比性强的、长期的临床研究来阐

明这些材料的黏接修复在功能及持久性方面好于高铜银汞合金。除了明显的美观上的欠缺外，银汞合金充填Ⅱ类洞的整体表现比起新的技术及材料也并不逊色。

（二）发育不全的恒磨牙的过渡修复

临床上往往会碰到严重的釉质发育不全的第一恒磨牙充填修复的难题，这些牙齿损坏得非常严重，需要在萌出的早期进行修复；这些牙常用预成不锈钢冠进行过渡修复（interim restorations）而得以保留。但是，完成这一操作需要去除一些健康的牙体组织，为预成冠提供足够的空间，即使这样，有时这种全冠修复也存在很难就位适宜的问题。

复合树脂是更好的过渡性修复材料。这种黏接复合树脂修复方法可以尽可能保留所有牙体结构，依靠一些釉质表面为修复体提供固位及边缘封闭。腐质应去除干净，通常几乎不需要额外的牙体预备，有时，脱矿的釉质表面也要保留下来增加固位，为修复材料提供支持。在一些病例中，为了获得去腐时的足够术野，应首先进行牙龈切除术（gingivectomy）。在玻璃离子－复合树脂这一连续条带上的一些更新的充填材料也可用于釉质发育不全牙齿的过渡修复（interim restorations）。

在用预成不锈钢全冠修复年轻恒牙的过程中，保守性牙体预备是非常重要的，因为它为将来的永久修复提供更好的选择。

六、不锈钢全冠

临床上 Humphrey 介绍的铬金属冠（chrome steel crown）是一种耐用的修复体，它也叫做不锈钢全冠（stainless steel crown）。其适应证是：①大面积龋损的乳牙或年轻恒牙的修复；②不能用复合树脂修复的乳恒牙发育不全的修复；③遗传性牙齿畸形的修复，如牙本质发育缺陷（dentinogenesis imperfecta）及牙釉质发育缺陷（amelogenesis imperfecta）；④牙髓切断术和牙髓摘除术（或根管治疗术）后，面临冠折危险的乳恒牙的修复；⑤不良习惯阻断器的固位体；⑥冠折牙齿的修复；⑦第一乳磨牙用做远中扩展矫治器的固位体；⑧各种固定保持器的同位体；当然，预成不锈钢全冠最常用于大面积龋损的乳磨牙的修复（图1-6）。

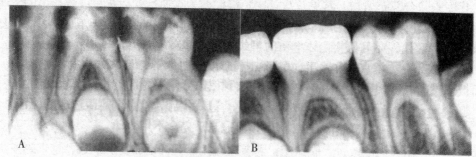

图1-6 **A.** 乳磨牙广泛的龋损；**B.** 冠完美的外形修复

（一）牙体预备

修复时，应局部麻醉并使用橡皮障。近中邻面用高速的邻面粗金刚砂钻针预备（图1-7）。

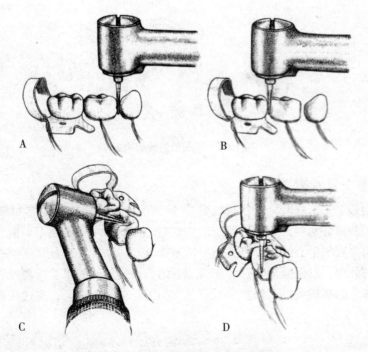

图1-7 乳磨牙牙冠修复的牙体预备
A. 近中邻面预备；B. 远中邻面预备；C. 殆面预备；D. 圆钝线角

　　邻面预备时要注意不要损伤邻牙。可以在要预备的邻面和其邻牙的邻面之间插入木楔子，将两牙分开，便于操作。几乎垂直预备邻面，至近颈部时，打开该牙与邻牙的接触，以探针可顺利通过两牙之间为标准。邻面龈缘处的预备应是光滑的羽状边缘，不能有突出或肩台。用高速的粗金刚砂球状钻针预备牙尖和殆面。殆面预备要依照原殆面的形态，磨除约1mm。

　　高速的粗金刚砂球状钻针还可用来去除尖锐的点线角。一般不需要预备颊舌面，这些面上的倒凹反而有助于全冠的固位。然而，在一些特殊的病例中，还是要预备颊面近颈部的明显突起，尤其对于第一乳磨牙。

　　如果完成牙齿预备后，还有残留的龋损牙本质，应继续去掉。如果去腐未尽而露髓，就要进行相应的牙髓治疗。

　　（二）全冠大小的选择

　　应该选择可完全覆盖预备体的最小的全冠。为得到更为合适的不锈钢全冠，需注意以下两点：第一，术者必须确定正确的牙冠的殆龈向高度。第二，全冠边缘的形态应和天然牙的龈缘形态相一致。降低全冠的高度，如必要，应使其无咬合，全冠边缘放在游离龈下0.5~1mm。让患者咬压舌板将全冠压到预备体上，在牙冠上划出游离龈边缘后，取下全冠，用弯剪或旋转石（图1-8）将多余的金属边缘去除。

　　用收颈钳收紧全冠颈缘，将其重新就位。患者咬压舌板，迫使全冠就位后，检查全冠龈边缘的位置。合适的病例中预成冠几乎完全不用改动。

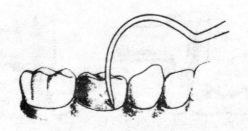

图 1-8　冠颈部边缘的确定

（三）修整全冠外形

在颊舌面的颈 1/3（如果全冠很松，从中 1/3 开始）用相应的修整钳来修整全冠，这样，可使全冠颈部更好地和天然牙相匹配。修整时，用钳子牵拉金属冠向内卷曲，用力时需保持钳子的柄向全冠的中心倾斜。修整钳可用来修改颊舌面的外形（图 1-9）。修整钳也可用来修整邻面的外形，以使全冠与邻牙获得满意的邻面接触。如果有必要，邻面可加焊以改善其外形及与邻牙的接触关系。修整全冠直至冠与预备体完全密合，龈边缘延伸至游离龈下的正确位置。

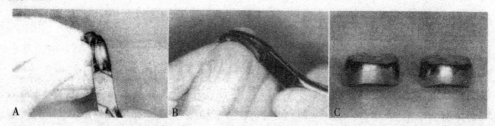

图 1-9　A. 修整钳修整冠颊舌面的外形；B. 修整钳内收冠颈部边缘，以便与预备体更好地贴合；C. 左侧的冠是修整前的，右侧是同样的冠经修整后的

修整好全冠外形后，将全冠在预备体上就位，检查咬合，确保没有打开咬合或引起下颌位置改变，影响与对𬌗牙的咬合关系（图 1-10）。

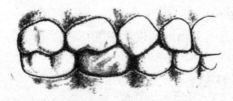

图 1-10　黏冠前试戴，可见达到良好的咬合关系

黏接前的最后一步是要将边缘磨圆钝、抛光，使其与牙龈组织更密合，使用橡皮轮是一个抛光的好办法。

颈部边缘及全冠外形都非常适合预备体的情况很少，为此，Mink 和 Hill 提供了一个修整乳恒牙预成金属全冠的方法。可将过大的全冠依照图 1-11 剪开，将剪开的边缘重叠。全冠在预备体上就位，调整颈部边缘合适后，在重叠的部位画出痕迹。取下全冠，沿痕迹将重叠部位摆好焊接，在外缘处加焊金，以使表面光滑。依照前面讲的将全冠修整好后，将其黏接到预备好的牙齿上。

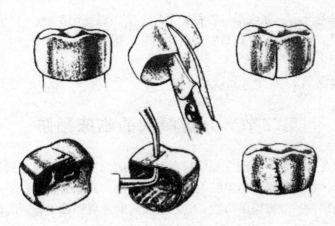

图1-11 过大冠变小的修整技术

如果，天然牙牙冠太大，连最大号的全冠都不能用，可用相似的方法进行处理。将全冠的颊面或舌面剪开，全冠就位后，把一厚0.1mm（0.004英寸）的不锈钢片焊接到适当的位置。在边缘的外表面应加少量的焊金，以使表面光滑。用常规方法修整全冠外形，抛光，黏接。

七、重度低龄儿童龋和猖獗龋的治疗

对这些患儿的治疗取决于患儿和家长对口腔治疗的积极性、龋损程度、患儿年龄和患儿的合作情况。治疗的开始包括暂时性修复、饮食评估、口腔卫生指导。在任何综合修复治疗开始前首先进行家庭和诊室用氟。但一些患者由于出现了急性或严重的症状和体征，如：大面积龋损、疼痛、脓肿或面部肿胀等，马上就要开始治疗。一旦龋损得以控制，就可以开始进行综合性修复治疗。下面列出对这些龋的综合防治措施。

1. 乳牙期（0~6岁）

（1）饮食建议：向家长提出合理的饮食建议，教会家长口腔护理技术。

（2）用氟：含氟牙膏（建议患儿具有正常的漱口能力时才使用）；滴剂/片剂（该地区水源未氟化），每6个月一次局部涂氟。

（3）控制菌斑：指导家长进行口腔清洁，家长督促或帮助患儿刷牙。

（4）就医指导：在孩子满12个月时就应接受口腔的第一次检查，之后每3~6个月检查一次。

2. 混合牙列期（6~12岁）

（1）饮食建议：同患儿及家长共同讨论饮食结构，养成良好的饮食习惯。

（2）用氟：含氟牙膏；在没有氟化水源地区用片剂，氟水漱口：每6个月一次局部使用氟凝胶/氟涂料。

（3）控制菌斑：指导患儿进行口腔清洁，在家长的监督下刷牙，采用菌斑染色。

（4）窝沟封闭。

（5）复查：每间隔3~6个月复诊。

3. 恒牙列期（12岁以上）

（1）饮食建议：与患儿和家长讨论饮食结构，养成良好的饮食习惯。

（2）用氟：含氟牙膏；氟水漱口；每6个月一次局部使用氟凝胶/氟涂料处理。

（3）控制菌斑：指导患儿进行口腔清洁，刷牙，菌斑染色，用牙线或牙签。

（4）窝沟封闭。

（5）复查：每间隔3~6个月复诊。

第二节　儿童龋病的临床预防

随着人们保健意识的提高，建立和维持有效的预防习惯是十分重要的。无论牙科技术和设备变得多么先进，预防仍是所有口腔卫生保健的基础。其主要目的如下：①将患者看做一个整体；②尽可能保持一个健康的口腔；③终止疾病的进展和提供合适的修复；④提供给患者必备的知识、技能和动力。

恰当和有效的家庭口腔保健措施在整个孩童时期是不断变化的。与年龄相关的特殊的家庭口腔保健描述如下。针对每个年龄段，采取相应的口腔保健措施是十分必要的。

一、胎儿期

建议父母此时开始制订未来孩子的口腔保健计划，实际上孩子出生之前是最好的时机。对于即将为人父母的一对夫妇，尤其是即将出生的孩子是他们第一个孩子的这些夫妇，在他们的一生中，这一时间是他们最愿意接受预防保健建议的时间。而且他们有一个强烈的愿望，那就是给孩子提供他们所能提供的最好条件。因此，给予他们良好的口腔保健习惯建议及未来对孩子的示范方式，将有助于促进父母和孩子的口腔健康。与孕期的母亲讨论孕期龈炎、口腔保健及新生儿口腔保健对于准父母是非常有益的。

二、婴儿期（0~1岁）

在孩子出生后的第一年开始为孩子提供一些基本的口腔保健措施是非常重要的。大家公认清除菌斑应从第一颗乳牙萌出开始。有些专家建议在乳牙萌出之前清洁和按摩牙龈将有助于建立一个健康的口腔生态环境且有助于牙齿萌出。上面提到的早期的清洁工作完全靠孩子的父母来完成。即父母手指缠上湿润的纱布轻轻清洁孩子的牙齿和轻轻按摩牙龈组织。父母可通过多种方式来固定孩子完成这一过程，但下面这种方式最简洁且给孩子强烈的安全感。父母可半抱孩子于胸前，一只手固定孩子，同时用另一只手清洁牙齿和按摩牙龈，这一过程应每日一次。除此之外，不再需要其他的菌斑控制方法。需说明的是，只要父母感觉使用牙刷安全，那么选择一个软毛且适宜孩子大小尺寸的牙刷经湿润后使用也是可以的。不过不必使用牙膏，也不提倡使用，因为牙膏的泡沫会引起孩子反感，另外，还有潜在的氟化物吞咽的可能性，但也可以使用新型的、不含氟的牙齿和牙龈清洁剂。

孩子第一次进行口腔检查最好在这段时间。美国儿童牙科学会建议孩子第一次口腔检查时间应在大约第一颗牙齿萌出的时间或最迟在孩子满12个月之前。不过，万一孩子有特殊的牙科需要，例如创伤等，应立即就诊。这次检查主要有以下几个目的：首先，通知父母使用上述口腔保健措施是必要的；此外，孩子的口腔检查、氟状况评估、与喂养和低龄儿童龋有关的饮食建议及其他的健康状况咨询也应完成。第一次口腔检查也是孩子开始熟悉口腔治疗环境、口腔科工作人员的时间，这样可以避免或减少将来的牙科治疗恐惧。

三、婴儿期 （1~3 岁）

这段时间，如果以前孩子没进行刷牙，则提倡开始刷牙去除菌斑。约在 3 岁左右（年龄不是取代）。

尽管传统的Ⅱ类洞的备洞充填没有明显减少的趋势，但随着具有治疗及黏接性能的修复材料的发展，其应用也将逐渐减少。传统的用于银汞充填的Ⅱ类洞，颊舌侧要扩展到自洁区（self-cleansing areas）。窝洞的设计应在颈部有较大的颊、舌侧扩展以保证与邻牙接触区的清洁。在邻面这一向颊舌扩展、散开的窝洞形状，对乳磨牙是必需的，因为乳磨牙邻面接触为面与面的接触，且接触区平而宽大，而且颊侧龈 1/3 处隆起明显（distinct buccal bulge in thegingival third）。理论上，鸠尾峡部（dovetail form isthmus）的宽度应为两牙尖之间距离的 1/3。轴髓线角（axiopulpal line angle）应是圆钝的，以减少应力集中，这样，也可保证在这个易于折断的地方多放些材料。

银汞充填后，许多充填体在殆面折断是因为对殆的尖锐牙尖，所以最好在备洞前用咬合纸（articulating paper）确定这些有潜在危害的牙尖。轻微降低对殆尖锐牙尖的高度或将牙尖磨圆钝均可减少充填体的折断。

乳牙的备洞并不难，但需要术者精确控制。对制备窝洞的轮廓和进行窝洞的大体预备时，建议高速手机（high-speed handpiece）所使用的钻针应该是小的、圆头的钨钢钻针（small, rounded-end carbide burs）或金刚砂钻针。通常情况下，考虑方便及效率，备洞整个过程的操作仅用同一根钻针即可完成。

1. 低龄儿童龋的Ⅰ类洞　在 2 岁以下儿童的常规检查中，医师偶尔会发现一颗或多颗第一乳磨牙殆面中央窝的早期龋，但很轻微。因为儿童的心理不成熟，也不可能与之进行有效的交流，可采取父母在牙椅上用自己的双手和双腿交叉将患儿固定在自己身上的方式进行治疗。这样不仅可让患儿觉得放心，还可防止操作过程中患儿的意外运动。较小的窝洞预备可不用橡皮障，也不需要局麻（localanesthetic），用钻针打开龋洞，只在龋损范围内预备好窝洞即可，往往窝洞预备能在几秒之内完成。用银汞合金、树脂、树脂改良的玻璃离子水门汀或玻璃离子水门汀充填窝洞，可阻止龋病进一步发展或暂时抑制牙齿的进一步损坏。如果患儿比较合作，应进行预防性树脂充填（preventiveresin restoration）。

2. 窝沟点隙处的Ⅰ类洞　预备窝洞及充填见下面的预防性树脂充填。

3. 深的Ⅰ类洞　如果计划用银汞充填，预备Ⅰ类洞时的第一步就是去除无基悬釉（o-verhanging enamel）。而后，窝洞应扩展至龋损窝沟或殆面的解剖缺陷处（预防性扩展）。龋损牙本质应用大号球钻（large, round burs）或挖匙（spoon excavators）去除。如果去腐干净且不露髓，洞壁应平行，按之前所述制备。深窝洞中应放置生物相容性（biocompatiblity）好的垫底材料（basematerial），避免对牙髓的刺激。

四、青少年期 （12~18 岁）

当青少年具有足够的口腔保健能力时，是否自觉地进行口腔保健成为这一年龄段的主要问题。Griffin 和 Goepferd 指出：鼓励一个青少年承担个人口腔卫生保健的责任可能因为孩子的逆反心理和不能够意识到其长期后果而变得复杂起来。Macgregor 和 Balding 调查了 4 075 名 14 岁的孩子的口腔保健得出：自尊和刷牙的行为及动机呈正相关。孩子的自尊心在 11~

14 岁呈下降趋势，而到成年后再逐渐增强。因此，不难理解为什么在这一年龄段的孩子菌斑控制水平是下降的。此外，不良的饮食习惯和青春期激素的改变增加了青少年患龋和牙龈炎症的危险。

因此，对于口腔工作人员和家长继续帮助和指导青少年通过这段困难时期是非常重要的。激励他们像成年人那样增强责任心，同时家长不要独裁专制，这将有助于孩子接受新的准则。对于家长要准备接纳孩子的个性改变，同时要继续加强对孩子口腔卫生保健的指导。增强青少年关于菌斑和预防口腔疾病的知识并要求他们积极参与，将有助于激发青少年养成良好的口腔卫生习惯。

五、进展与趋势

儿童龋病在口腔医学领域仍是一个主要问题，尤其是在发展中国家。其患病率之高和就诊率之低已成为一个严重的社会问题，因此，针对其病因首先应从综合防治的角度在儿童这个特殊群体开展预防工作，做好这一工作需要专业力量和行政力量的结合；其次，我们在诊疗过程中应强调个性化预防，针对每一个个体进行防治结合。只有通过群体预防和个性化的预防才能达到最终预防这一疾病的目的。

龋病的病因学研究也有了新的发展，尤其是高通量测序和微生物基因芯片技术的出现，也为致病菌的研究开辟了广阔的前景；此外，针对龋病的早期预测，有关其生物标记物的研究也随着新的蛋白研究技术的出现而正在开展；最后，有关龋病易感性方面的研究，尤其是遗传学方面的研究也在开展，陆续也有一些新的发现报道。

在龋病的治疗方面，随着材料学的发展，乳牙龋病的治疗技术也在不断提高。尤其是处理剂和黏接剂，以及充填材料的改进，都显著提高了治疗水平。此外，随着治疗技术的发展，新的技术也不断改进和成熟，应用于临床，如：激光技术等。最后，还有治疗理念的改进，尤其是微创理念的提出，使龋病的治疗更为完善。

龋病是儿童最常见的口腔疾病，能从根本上预防，才是我们最终的目标。

第二章

儿童牙龈、牙周、黏膜疾病

第一节 儿童牙周组织正常结构

1974 年 Baer 和 Benjamin 即指出儿童或青少年时期可以患牙周病，当时并没有引起人们的重视。1975 年 Greene 指出由于牙周病的破坏高峰是在中年，人们认为牙周病是成年病（adultdisease）。目前有证据表明牙周病可以在儿童时期产生并随年龄增长进入破坏期。近年来，对成人牙周病的认识已进入分子生物学水平，现代学者对牙周疾病的预防、预测、危险因子和易感人群的研究也愈来愈深入。儿童青少年牙龈、牙周病的研究有利于牙周病的早期诊断和治疗，有利于牙周病的预测和早期控制。

儿童时期由于颌骨的生长发育，乳牙的萌出和脱落，年轻恒牙的萌出，牙周组织结构存在与成年人不同的特点，另外，儿童牙周组织还随年龄增长而不断发生变化。

一、牙龈

是覆盖于牙槽突表面和牙颈部周围的口腔黏膜上皮及其下方的结缔组织，它由游离龈（freegingiva）、附着龈（attached gingiva）和牙龈乳头（gingival papilla）组成（图 2 - 1，图 2 - 2）。

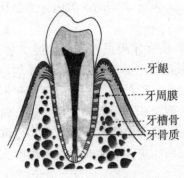

牙龈
牙周膜
牙槽骨
牙骨质

图 2 - 1 儿童牙周组织

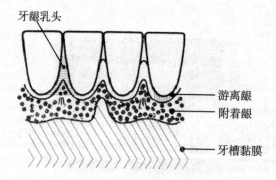

牙龈乳头

游离龈

附着龈

牙槽黏膜

图 2-2　牙周结构断面图

1. 乳牙牙龈　牙龈上皮薄，角化程度差，血管丰富。固有层组织疏松，结缔组织乳头扁平。儿童牙龈比成人娇嫩，质地松软，颜色粉红。牙龈颜色与上皮厚度、血管数量、组织色素和人种有关。牙齿刚萌出时，牙龈较红，随萌出变为粉红色。

游离龈比成人稍显肥厚，边缘圆钝，龈沟平均深度为 0.5～1.0mm，成人龈沟平均深度为 0.5～2.0mm。

儿童附着龈比成人窄，文献报道 6～12 岁儿童前牙的附着龈宽度随年龄增长而增加。上颌尖牙唇侧最窄，侧切牙唇侧最宽。年轻恒牙萌出的位置也影响附着龈的宽度。唇侧萌出，宽度下降；舌侧萌出，宽度增加。正畸治疗时牙齿唇侧移动，附着龈宽度变窄，临床冠增加；舌侧移动，附着龈宽度增加，临床冠短。文献报道 3 岁以前附着龈点彩（stipple）不明显，随年龄增长 5 岁后出现，10 岁后可呈现带状橘皮样点彩。点彩消失可以是早期炎症的表现。

乳牙牙龈乳头扁平。有生理间隙存在时，牙龈上皮呈鞍状完整覆盖牙间隙，其角化程度较好，无生理间隙，牙齿接触紧密时，牙龈乳头充满牙间隙。

2. 儿童恒牙牙龈　恒牙刚萌出时，牙龈卷曲，圆钝，颜色发红，牙龈与牙冠连接疏松，龈沟深。磨牙的远中可有龈瓣覆盖，随着恒牙萌出而退缩至牙颈部。恒牙完全萌出后，其牙龈与成人相似，呈粉红色，边缘贝壳状与牙齿连接紧密。龈沟深度 2～3mm。其牙龈乳头比乳牙高，呈三角形，充满牙间隙。两牙之间的间隙内牙龈角化不全出现龈谷，是牙周病的始发部位。

牙龈着色（stain of gingiva）正常牙龈呈粉红色，但少数人，如肤色黝黑或黑人的附着龈上可有色素沉着，表现为灰黑色或棕褐色色素斑。色泽均匀，形状不定，可呈带状、斑片或点状。色素斑表面平坦不高起。其形状、面积和表面多年不发生变化。牙龈着色多数情况是生理性的，但是也有病理性色素沉积现象。如使用含重金属的药物，吸入铅、汞后沉积在牙龈黏膜上。铅中毒者常有龈缘的蓝黑色铅线。汞、砷等也可在游离龈、牙龈乳头和附着龈处出现黑色斑块。因此应认真询问病史，必要时查血铅浓度，如为病理性沉积应及时治疗。

二、牙周膜

牙周膜较宽，纤维束疏松，单位面积内纤维含量较少，细胞含量多，血管、淋巴管丰富。儿童牙周膜活力较强。

三、牙骨质

牙骨质薄，钙化度低，随年龄增加，厚度增厚。牙周膜中的细胞分化成牙骨质细胞，在牙根表面形成新的牙骨质。牙骨质一生都在增长，尤以根尖区和根分叉区为主，以代偿牙的磨耗和继续萌出。

四、牙槽骨

硬骨板薄而欠致密，乳牙根部有时看不清楚，钙化度低，骨髓腔大，骨小梁较少，随咀嚼及生长逐渐增加。

乳牙列牙槽嵴顶较平，牙槽骨内有正在发育的恒牙胚。恒牙完全萌出后牙槽骨逐渐达到最大高度。牙槽骨进一步钙化，血管减少，纤维增加。恒牙列牙周组织近似成人。

第二节 龈炎

龈炎是仅局限于牙龈软组织不侵犯深部牙周组织的炎症性疾病。其病因包括局部因素和全身因素。菌斑（dental plaque）的刺激—包括细菌的酶和毒素是导致牙龈组织感染的主要原因。另外，牙龈的机械损伤（常见的如食物嵌塞、不良的修复体如金属冠的边缘不适当伸展、充填体的悬突、不合适的正畸矫治器等），错𬌗，牙齿拥挤，口腔不良习惯（如口呼吸），乳牙脱落，恒牙萌出等等，都可能造成牙龈的损伤和菌斑的滞留堆积而诱发龈炎。应该引起注意的是较小的儿童没有牙石，随年龄增长牙石检出率增加，在大龄儿童牙石也起到不容忽视的作用。全身因素对龈炎的发生和发展也不可忽视，这些因素包括营养的失调如维生素 C 缺乏，内分泌激素的影响（如性激素），慢性系统性疾病（如儿童糖尿病），此外，药物及遗传的影响也时常可见。儿童龈炎临床表现为牙龈红肿、圆钝、探诊出血，牙龈上皮糜烂、溃疡、增生。与成人龈炎不同，龈炎症程度和菌斑量不一致，相同菌斑情况下，儿童龈炎症程度较轻。组织学发现儿童龈炎以淋巴细胞浸润为主。一般认为儿童龈炎是可逆的过程，改善口腔卫生可以减轻症状。

一、流行病学

1. 流行情况　我国 1982—1984 年第一次口腔健康流行病学抽样调查显示，儿童龈炎患病率较高。1995—1996 年第二次流行病学抽样调查报告，6 个区域均健康的人数很少，随年龄的增加健康的人数逐渐减少。牙石检出率，随年龄增加而增加。所有年龄组软垢指数较高，说明有效刷牙的情况差，特别是后牙。2005 年第三次调查发现我国牙周疾病患病率也呈高发趋势，主要为龈炎、牙龈出血和牙石等。12 岁组儿童牙龈出血的患病率为 57.7%，牙石检出率为 59.1%。与 1995 年第二次口腔健康流行病学调查结果比较，我国牙周健康状况没有明显的改善。我国 12 岁以下儿童牙周状况研究资料较少，但从流行病学调查结果来看，儿童牙周状况并不乐观，因此儿童牙周组织健康状况应予以重视。

文献中有关数据表明，儿童龈炎可以在乳牙列产生，并随年龄增长而增加，青春期达到高峰，青春期后有所下降。以乳磨牙和恒磨牙舌侧最易受累。在性别差异上·文献报道青少年时男孩龈炎比女孩重，男孩的牙石检出率高于女孩。

2. 主要相关因素

（1）龈炎与年龄有关：不同年龄发病率不同，发病部位也不尽相同。龈炎亦与萌出过程相关。Hugoson 等发现 10 岁儿童的龈炎主要发生在正在萌出的牙齿——尖牙和下颌前牙。这和牙齿萌出时牙龈状态发生改变，刷牙时感觉不适，因此不刷牙或不认真刷牙使菌斑聚集有关。低龄儿童喜食软黏食物，口腔自洁作用较差，也容易集聚菌斑产生牙龈炎症。

（2）龈炎与性激素水平有关：很多学者认为激素水平对牙周组织代谢有直接影响，性激素破坏血管内皮细胞使牙周组织血管渗透性增加，影响白细胞向炎症区域聚集，影响肉芽组织形成。性激素可以改变菌斑成分，有学者发现青春期儿童龈下菌斑与成人在细菌种类上无明显差异，但是青春期龈炎组菌斑指数（PLI）、牙龈指数（GI）和探诊出血指数与棒状菌、中间普氏菌、艾肯菌呈正相关。青春期的多数龈炎患儿菌斑量较少，但是牙龈容易出血，对刷牙造成一定影响。如果口腔卫生较差引起菌斑聚集可以加重炎症程度。因此，更应该加强预防宣教，预防炎症进一步发展。

（3）龈炎与牙石有关：Timmerman 等在 1987—1994 年对未接受保健的印度尼西亚 15 岁儿童的长期观察中发现，牙石是牙周病的危险因素。牙石存在不易清除菌斑，造成菌斑软垢堆积，进一步刺激牙龈，产生炎症。低年龄组牙石的检出率低，出现牙石的患儿往往和口腔卫生较差、长时间偏侧咀嚼有关。随着年龄增长，牙石的检出率增加，对牙龈炎症的作用增大。

（4）儿童龈炎易患因素：①儿童由于牙龈上皮薄、角化差，受细菌感染和外伤刺激后易发生炎症；②乳牙解剖结构有其特点：牙齿近牙颈部 1/3 隆起，牙颈部明显缩窄，龈沟处易积存食物残渣；③由于生理间隙存在，萌出期暂时性牙列不齐可以导致牙垢堆积，牙石附着，食物嵌塞；④另外，在儿童中进行口腔清洁工作较困难，唾液黏稠。以上因素导致儿童易患龈炎。

二、龈炎的分类

在美国举行的牙周病分类国际研讨会上提出将牙龈病分为以下几种。

1. 菌斑引起的牙龈病

（1）仅与牙菌斑有关的龈炎；

（2）受全身因素影响的牙龈病：包括与内分泌系统有关的青春期龈炎，与血液病有关的伴白血病的龈炎；

（3）受药物影响的牙龈病：药物性牙龈肥大；

（4）受营养不良影响的牙龈病：维生素 C 缺乏性龈炎。

2. 非菌斑性牙龈病

（1）特殊细菌引起的牙龈病；

（2）病毒性牙龈病；

（3）真菌性牙龈病；

（4）遗传性牙龈病损：遗传性牙龈纤维瘤病；

（5）全身病的牙龈表现：皮肤黏膜病损，变态反应；

（6）创伤性病损：化学及物理性损伤，温度性损伤；

（7）异物反应等。

三、儿童青少年龈炎

局限于牙龈组织且以炎症为主的疾病，不侵犯深部牙周组织。炎症可为原发的变化也可以后发或伴发于某些全身疾病。

（一）慢性龈炎

慢性龈炎也称为单纯性龈炎、边缘性龈炎，归属于1999年分类的仅与菌斑有关的牙龈病。为菌斑微生物及其产物作用于牙龈组织引起的局限于牙龈组织的慢性炎症。3~5岁不刷牙、口腔卫生差的患儿多见。牙列拥挤、排列不齐或佩戴固定矫治器的患儿，由于鼻咽部疾患而习惯张口呼吸的患儿，自洁作用差、刷牙不完善的患儿也可出现。

1. 临床表现　乳前牙和乳磨牙唇颊侧症状较明显。牙列不齐部位的龈缘和龈乳头红肿、易出血，局部有牙垢和食物残渣附着。炎症多为慢性，有时出现急性症状，严重时可以破坏牙槽骨（图2-3）。

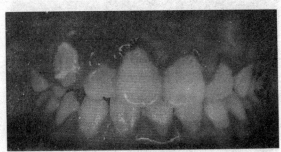

图2-3　慢性龈炎

2. 处理　局部去除菌斑，控制感染。培养良好的刷牙习惯，改善口腔卫生状况。

3. 预后　若延误治疗，病情发展可形成牙周病。

（二）萌出性龈炎

萌出性龈炎是儿童慢性龈炎的一种特殊形式，特指由于牙齿萌出，局部菌斑堆积引起的一种局部性龈炎。

1. 病因　牙齿萌出时可能有异样感，患儿用牙咬或用手抠导致感染；牙齿萌出时有不适，患儿不敢刷牙，菌斑积聚导致牙龈感染。年轻恒牙萌出时，龈瓣未完全退缩，咬合时创伤或食物残渣、软垢、菌斑堆积在游离龈周围或覆盖牙冠的龈袋内导致感染。如第一、二恒磨牙萌出时牙龈感染可引发冠周炎（pericoronitis）和冠周脓肿（pericoronal abscess）。

2. 临床表现　正在萌出的牙齿冠周牙龈组织充血，无明显自觉症状，随着牙齿萌出自愈。第一、二恒磨牙冠周牙龈红肿，探诊出血，龈袋内可有溢脓，患儿疼痛，严重时炎症扩散造成间隙感染。

3. 处理　轻微炎症不用处理，改善口腔卫生可以减轻牙龈症状。较重的冠周炎，可用1%依沙吖啶（雷佛奴尔）或3%双氧水和生理盐水冲洗，局部涂碘甘油等。伴发脓肿、淋巴结肿大时可配合口服抗生素。

4. 萌出性囊肿（eruption cyst）　乳牙萌出前临床上可见覆盖牙的黏膜局部肿胀，呈青紫色，内含组织液和血液，有萌出性囊肿之称。萌出性囊肿可以随萌出而消失，影响萌出时可以切除部分组织使牙冠外露（图2-4，图2-5）。

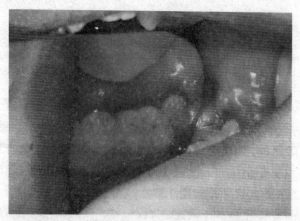

图 2-4 正在萌出的第二恒磨牙的萌出性龈炎

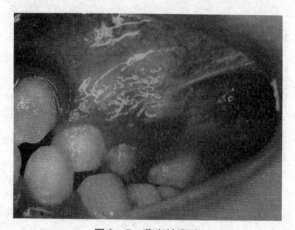

图 2-5 萌出性囊肿

（三）青春期龈炎

青春期龈炎为发生于青春期少年的慢性非特异性龈炎，与内分泌、性激素变化有关。

文献报道龈炎在 9~14 岁时流行及严重程度有一个小高峰，这一时期恰巧与青春期及青春前期一致。研究发现从 11 岁开始牙龈出血指数（papillary bleeding index，PBI）明显增加，35% 的儿童 1.5 年后达到高峰，14 岁以后明显下降，PBI 和出血点部位随性激素升高而增加；6 年后复查上述人群比较青春期后的牙周状况和微生物成分变化，发现患有青春期龈炎的患者有明显的探诊出血倾向和较多部位出现大于 3mm 的附着丧失，说明青春期龈炎对 6 年后的牙周致病菌检出有影响，但是否增加成人牙周炎的患病危险性还需进一步研究（图 2-6）。

1. 临床表现　表现为前牙唇侧的牙间乳头和龈缘感染。乳头呈球状突起，松软发亮。舌侧和后牙区炎症较轻。患儿口腔卫生较好，菌斑量较少，而牙龈有易出血和增生倾向。当患儿害怕牙龈出血而不刷牙时，口腔卫生变差可加重病情。

2. 治疗　去除菌斑和牙石，可以配合龈袋冲洗、漱口水含漱等局部药物治疗。督促患儿认真刷牙，定期使用牙线，养成良好的口腔卫生习惯，避免复发。

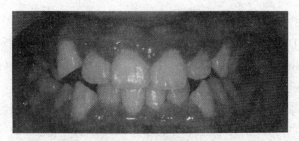

图 2 -6　青春期龈炎

（四）急性坏死性溃疡性龈炎

多发生于营养失调、机体抵抗力降低的患儿。本病是由革兰阳性梭形杆菌和革兰阴性奋森螺旋体所引起的。在正常情况下，两菌共生存于人体口腔牙间隙、龈沟或牙周袋内。当机体抵抗力下降时，这两种病原菌大量繁殖，毒力增强，牙龈组织首先受到侵袭而发病。

1. 临床表现　损害部位主要在游离龈缘及龈乳头，出现急性坏死，沿龈缘、龈乳头向深层蔓延，致使牙龈的正常形态消失。坏死表面覆盖灰黑色或黄褐色假膜，去除假膜即露出自动溢血的溃疡面。灼痛、口腔腐败性恶臭是本病的特点。

2. 诊断　起病急，牙龈疼痛，自发出血，有特殊腐臭，牙龈乳头及龈缘坏死，病变区牙龈乳头变平。病变区涂片进行革兰染色可见大量梭形杆菌和螺旋体，有助于诊断。

3. 鉴别诊断

（1）慢性龈炎：病程长，牙龈乳头和龈缘红肿，探之出血，轻度口臭。但无自发疼，一般不自发出血，牙龈无坏死，无特殊腐臭。

（2）疱疹性龈炎：单纯疱疹病毒引起的感染，6岁以下儿童好发。开始可有发热前驱症状。牙龈和口腔黏膜出现成簇小水疱，溃破后形成溃疡，融合成片。上覆假膜，不易擦去，无组织坏死和特殊腐臭。有的患者唇和口周皮肤也有病损。

（3）急性白血病：牙龈明显肿胀、疼痛，并伴有坏死、自发出血和口臭。全身有贫血和衰竭。血象检查白细胞计数增高并有幼稚白细胞。

4. 治疗

（1）使用抗生素，控制感染，青霉素为首选药物，剂量为每日每千克体重（5～10）万单位，静脉点滴或肌内注射。另外，甲硝唑对厌氧菌疗效迅速，剂量为50mg/（kg·d），每日2～3次，连用5～7天。

（2）局部处理：去除牙龈和龈乳头的坏死物，去除大块牙石。用1.5%～3%的过氧化氢溶液或0.1%高锰酸钾溶液夏复含漱，对清除口臭、抑制厌氧菌生长有效，此外，0.05%～0.2%氯己定（洗必泰）溶液漱口也有良好效果。也可以局部敷用甲硝唑或替硝唑膜。

（3）全身支持疗法：补充维生素，增强机体的抵抗力，特别是维生素C，每次100～200mg，每日3次或每次1 000mg，每天1次，静脉点滴。

走马疳（Cancrum Oris）：当儿童机体抵抗力处于极度低下时，如急性传染病的后期，除梭形杆菌和螺旋体感染外，还会并发产气荚膜杆菌与化脓菌的感染，使口腔黏膜软组织迅速坏死崩解而形成坏疽，此类坏疽又称走马疳。

（五）药物性牙龈肥大

药物性牙龈肥大是指长期服用某些药物引起的牙龈纤维性增生和体积增大，也称药物性增生性龈炎（drug – induced gingival hyperplasia），归属于1999年分类的菌斑引起的牙龈病中受药物影响的牙龈病。

常见大仑丁性牙龈增生（dilantin gingival hyperplasia）。大仑丁又称苯妥英钠，是抗癫痫药物，长期口服可引起牙龈过度增生。1939年Kimball首先报告119名口服大仑丁的患者中，57%的患者有不同程度的牙龈过度增生。其他药物如硝苯地平（心痛定）、免疫抑制剂（如环孢素等）也可以引起牙龈增生。

1. 临床表现　好发区域：上颌前牙唇面最好发，其次是下颌前牙唇面、上颌后牙颊面和下颌后牙颊面。眼药后1~6个月开始，牙龈缘和牙龈乳头呈球状突起、增大，互相连接，甚至波及附着龈。增生的牙龈质地坚韧，呈淡粉红色，无症状，一般不出血。其表面呈颗粒状或小叶状，近远中增生的牙乳头在牙面相接呈沟裂状。若继发感染，颗粒消失，牙龈呈暗红色，探诊出血。牙龈增生的临床表现与服药年龄和时期有关。恒牙萌出前口服此药，组织增生和纤维化的牙龈使恒牙萌出受阻，手术切除增生的牙龈组织后恒牙可以萌出但呈开𬌗状。恒牙萌出后口服此药，纤维增生的牙龈组织部分覆盖牙冠，增生严重可使牙齿发生移位、扭转、牙列不齐。牙龈增生严重，可影响咀嚼，口唇闭合困难。牙龈增生常伴发龈炎。

2. 病理变化　牙龈增生主要是纤维结缔组织增生，上皮棘层增厚，上皮钉突伸长到结缔组织深部。结缔组织中有致密的胶原纤维束和新生血管。血管轻度扩张，有少量淋巴细胞浸润，主要为非炎症性增生，若继发炎症后，可有很多炎症细胞浸润。

3. 处理　立刻停药或换用其他药物。严重的增生可以手术切除。若术后继续服药仍可复发。

（六）遗传性牙龈纤维瘤病

本病归属于1999年分类非菌斑性牙龈病中遗传性牙龈病损，常为家族性常染色体显性遗传。少数患者无家族史，称为特发性牙龈纤维瘤病。遗传性或特发性牙龈纤维瘤病发生率较低，无性别差异。

1. 临床表现　通常累及全口牙龈。游离龈和附着龈处牙龈增生可达膜龈结合处，但不影响牙槽黏膜。增生的牙龈组织致密坚硬，色泽正常略白。增生范围可局限或广泛；常呈对称性，也可单侧发生；下颌轻于上颌。上颌磨牙区、上颌结节部及下颌磨牙区病变均是舌腭侧比颊侧明显。

2. 处理　手术切除为主要治疗方法，但应选择手术时机。7、8岁时可进行前牙区牙龈切除术。14岁左右实施后牙区手术。

（七）伴白血病的龈病

白血病是造血系统的恶性肿瘤，各型白血病在口腔均有所表现，以急性淋巴细胞白血病最常见。牙龈是最易受侵犯的组织之一，不少病例是以牙龈肿胀和牙龈出血为首发症状，因此，口腔医生应该高度重视并认真鉴别，尽早作出诊断，转诊治疗。

1. 临床表现　儿童青少年好发。起病急，全身乏力，有不同程度发热，可有贫血或自发出血现象。

口腔表现为牙龈肿胀，累及牙间乳头、边缘龈和附着龈，外形不规则或呈结节状。牙龈颜色暗红或苍白。有的病例牙龈坏死、溃疡，有自发性疼痛，口臭、有异味，牙齿松动。牙龈黏膜自发出血，不易止住。口腔自洁作用差，菌斑软垢堆积。局部淋巴结肿大。

2. 诊断　血细胞分析及血涂片检查发现白细胞异常可作出初步判断。骨髓检查可明确诊断。

3. 治疗　及时转诊至内科确诊并尽早治疗。切忌拔牙和进行活体组织检查。牙龈出血可采取保守治疗，给予压迫止血，局部应用止血剂。全身情况允许时进行简单的治疗，使用漱口水，避免损伤牙龈组织。进行口腔卫生宣教，加强口腔护理。

第三节　牙周炎

儿童易患龈炎，很少患牙周炎。儿童龈炎是可逆的，一般来说不会发生附着丧失。有人认为儿童可能有防御因素，或许是免疫因子阻止龈炎发展为牙周炎的机制，这方面还需要进一步研究。

儿童青少年牙周炎可以由局部因素或全身系统因素致病。菌斑因素长期存在下，局部因素引起的个别部位附着丧失是儿童青少年牙周炎的主要表现。局部因素主要包括牙间隙或龋病引起的长期食物嵌塞、不良修复体、不当的正畸矫治器等加重牙龈炎症，进而造成局部牙槽骨破坏。

与全身系统因素有关的儿童青少年牙周炎往往伴发于系统疾病，全身免疫缺陷使机体对局部菌斑微生物作出过强反应，导致牙槽骨丧失和牙齿早失。与牙齿早失有关的系统病包括低磷酸酯酶症、掌－跖角化牙周病综合征等。本章主要介绍急性创伤性牙周炎、侵袭性牙周炎。

一、流行病学

在儿童青少年牙周炎研究方面，由于各研究者所选择的研究对象和观察指标不尽相同，报道出来的流行病学方面的发生率和严重性结果不一。一般来说采用 X 线咬合翼片的方法研究牙周炎所报道的发生率较低，为 0.87% ~ 2.8%；牙周探诊的结果较高为 7.7% ~ 25%。

有证据显示青少年牙周炎在乳牙列已有表现。关于乳牙列牙周炎的资料很少，尚缺乏大样本群体中的流行病学分布资料。关于儿童青少年牙周炎的研究表明，欧洲儿童牙周炎发病率在 5% 左右，受累部位较少，附着丧失数量不一致。有文献报道青少年牙周炎的患病率与种族有关，白人为 0.1%，黑人为 2.6%，白人女性和黑人男性好发。局限性青少年牙周炎的发病率是弥漫性青少年牙周炎的 4 倍。

我国关于儿童青少年牙周炎的流行病学研究数据较少。1988 年北京口腔医院对北京宣武区 10 007 名 11 ~ 20 岁的中小学生调查，牙周炎患病率为 0.43%，男女比例为 1 ∶ 1.43。2004 年北京大学口腔医院对北京市 12 岁儿童牙周健康状况调查结果显示：12 岁儿童中牙周完全健康的仅有 10.6%，其余 89.4% 儿童均有牙龈出血和牙石，指出牙周健康状况较差。我国低龄儿童龈炎和牙周炎的研究数据较少。

二、侵袭性牙周炎

侵袭性牙周炎（aggressive periodontitis）包括青春前期牙周炎（prepubertal periodontitis,

PPP）、青少年牙周炎（juvenile periodontitis，JP）和快速进展性牙周炎（rapidly progressive periodontitis，RPP），发生于全身健康者，具有家族聚集性，疾病进展迅速。

1. 青少年牙周炎　青少年牙周炎是侵袭性牙周炎的主要一型。主要好发于青春期至25岁的青少年，可在11～13岁开始发病。

（1）病因：虽然病因未完全明了，但特定微生物感染及机体防御能力的缺陷是引起本病的主要原因。大量研究表明伴放线放线杆菌（Actinobacillus actinomycetemcomitans，Aa）是主要致病菌。很多学者从局限性青少年牙周炎患者的龈下菌斑中可分离出 Aa，比同一患者的健康牙龈部位和健康人口中分离的概率高。经过有效牙周治疗后，Aa 减少或消失。青少年牙周炎患者的血清中抗 Aa 的抗体水平较高，龈沟液内水平甚至高于血清抗体水平。文献报道青少年牙周炎与外周血的中性多形核白细胞和单核细胞趋化功能降低缺陷有关。患者外周血的中性多形核白细胞、单核细胞的趋化功能降低，这种缺陷带有家族性。因此青少年牙周炎有一定遗传背景。

（2）临床表现：临床分为局限性青少年牙周炎（local juvenile periodontitis，LJP）和弥漫性青少年牙周炎（oeneral juvenile periodontitis，GJP）。LJP 仅局限在切牙和第一恒磨牙，发病年龄较小。GJP 波及全口患牙，发病年龄较大。通常所说的青少年牙周炎是指局限性青少年牙周炎。

（3）好发牙位：第一恒磨牙和上下切牙。尖牙区和前磨牙区很少累及。

（4）X 线表现：第一恒磨牙近远中可有垂直性骨吸收，形成典型的"弧形吸收"，切牙区多为水平吸收。早期出现牙齿松动和移位。在炎症不明显时就可有松动，出现牙间隙。

（5）口腔卫生状况：局限性青少年牙周炎患者菌斑、牙石量较少。但是却有深牙周袋，牙周破坏与局部刺激物的量不或比例。

（6）家族史：家族中有多人患本病。有遗传背景，也可能是牙周致病菌在家庭中的传播所致。

（7）诊断：年轻患者，有临床症状，配合 X 线咬合翼片检查，也可进行 Aa 微生物学检查，或检查中性多形核白细胞和单核细胞趋化功能和吞噬功能，尽早作出诊断。

（8）治疗：早期治疗，彻底消除感染。进行彻底洁治和刮治。全身应用抗生素辅助治疗。传统应用四环素，目前采取甲硝唑和阿莫西林（羟氨苄青霉素）联用，效果较好。也可进行龈下菌斑微生物培养，有针对性地选择治疗药物。定期复查，观察病情进展。

2. 青春前期牙周炎　青春前期牙周炎是发生在乳牙列的牙周炎，很少见，发生率较低。Page 于 1983 年报告首例病例，并把青春前期牙周炎分为局限性青春前期牙周炎（local pre-pubertal perionontitis，L - ppp）和弥漫性青春前期牙周炎（general prepubertal perionontitis，G - ppp）。本病开始年龄是乳牙萌出期，女性多见。

（1）病因：相对健康的儿童发病的可能原因是多种致病菌致病。其他原因可能为牙骨质发育缺陷，宿主防御系统功能缺陷尤其是白细胞趋化功能障碍。与之有关的致病菌为伴放线放线杆菌和牙龈卟啉单胞菌。

（2）临床特点：①L - ppp：个别乳牙多为磨牙受累，而非全部乳牙受影响。牙龈炎症较轻，但受累部位有探诊出血，有深牙周袋。菌斑为中等量，没有系统性疾病。牙槽骨破坏程度较弥漫性为轻。不伴有上呼吸道感染和皮肤感染。对治疗反应尚佳。可有中性粒细胞或单核细胞功能障碍，但两者不同时出现。②G - ppp：累及全口乳牙，有时累及恒牙。牙龈急性炎症，并有增殖和龈缘退缩或龈裂。牙周破坏迅速，经常导致牙齿早失。周缘血中中性粒细胞和单核细胞功能缺陷。患儿常有反复上呼吸道和皮肤感染。对抗生素治疗反应欠佳。

（3）治疗：清除菌斑，进行洁治和龈下刮治。全身抗生素治疗，可以口服阿莫西林250mg，每天3次，10天一疗程。可用抗生素含漱或牙周冲洗。服用抗生素时应注意预防真菌感染。必要时可以拔除患牙。有一部分患儿可转化为青少年牙周炎，应密切观察、早期诊治。G-ppp患儿病情控制困难，预后较差。

三、急性创伤性牙周炎

急性创伤性牙周炎（acute traumatic periodontitis）是由局部创伤因素引起的牙周支持组织损害，最常见的情况是：用橡皮圈直接套在牙齿上进行矫治。橡皮圈滑入牙龈内，留在根尖区，不及时取出，可以引起急性牙周炎。

（1）表现：病变仅局限于两中切牙，呈急性炎症过程。牙龈红肿，常伴有凸向根尖方向的弧形线条，此线条在黏膜表面呈弧形切迹状，为橡皮圈切割牙龈所致。牙周袋深，可伴有溢脓。患牙松动，甚至伸长。X线根尖片显示两中切牙根尖靠拢（正常为平行状），两牙冠向远中倾斜。中切牙牙槽骨广泛吸收。

（2）处理：首先要去除埋入牙龈中的橡皮圈，才能控制牙周破坏。陷入较深时，可行牙龈翻瓣术。术后固定患牙很重要，可以应用全牙列颌垫，应用正畸贴片固定法效果也较好。局部涂1%碘酊或2%碘甘油。全身可服用抗生素等抗感染药物，如阿莫西林等。

（3）预后：与病程长短有关，一般预后不良。若及时治疗，可保留患牙。如果恒牙牙根吸收过多，牙槽骨严重吸收，牙齿松动明显则无法保留患牙。

四、与牙周炎有关的全身疾病

儿童时期牙周炎发生率较低，一旦发生牙周炎症，牙槽骨丧失可以引起牙齿早失。儿童时期严重的牙周组织破坏性疾病往往和全身性疾病有关，与牙周炎有关的全身疾病（system diseaseassociated with periodontitis）包括低磷酸酯酶症、掌跖角化牙周病综合征、朗格汉斯细胞组织细胞增生症、粒细胞减少症等。

五、儿童牙周病疾病的预防

（一）健康教育和健康促进

1. 口腔健康教育　口腔健康教育的目的是通过口腔保健知识和技术的传播，鼓励人们建立正确的口腔健康意识，提高自我保健能力，主动采取有利于口腔健康的行为，终身维护口腔健康。口腔健康教育通过有效的口腔健康教育计划或教育活动调动人们的积极性。通过行为矫正、口腔健康咨询、信息传播等，以达到建立口腔健康的目的。

2. 口腔健康促进　WHO于1984年指出口腔健康促进是为改善环境使之适合于保护健康或使行为有利于健康所采取的各种行政干预、经济支持和组织保证。

口腔健康教育的目的是增长人们的健康知识，使人们养成有利于口腔健康的行为，提高自我保健意识。口腔健康促进是从组织上、经济上创造条件保证预防措施的实施。口腔健康教育和促进在牙周病的预防中起到重要作用。很多文献报道牙周炎可以在儿童青少年时期发生。因此牙周炎的预防应从小做起。目前虽然没有明显的证据证实龈炎与牙周炎的关系，但是预防龈炎是预防牙周炎的关键。文献报道自我保护、自我保健在疾病预防中占有重要地位，自我维护是预防牙周炎的有效措施。很多学者在小学中开展不同形式的口腔健康教育，通过各种媒体手段如宣传图片、图书、音像制品等，通过咨询等活动使人们获得牙周健康知识和预防措施。邓辉等在北京城郊小学采用健康教育培训课程进行口腔卫生知识教育，实验组的龈炎指数比对照组下降，说明健康教育是提高学校儿童口腔卫生知识水平、改进口腔卫生状况的有效方法。文献报道孩子的口腔健康与父母的健康意识有关。Okada 应用口腔等级指数（ORI）检查小学生的口腔状况，应用口腔健康问卷调查母亲的口腔健康意识对孩子牙龈健康的影响，发现母亲口腔健康意识好的孩子 ORI 指数高，牙龈健康。因此，不仅要培养孩子的自我保健意识，还要对其家长或监护人进行牙周病知识和预防的教育，培养他们自我诊断和维护的方法。另外，全身因素如糖尿病应进行控制，抽烟年龄低龄化的现象也应该通过宣传教育予以扭转。

（二）牙周炎的预防

牙周炎的病因之一是菌斑致病微生物的作用。预防牙周炎最有效的方法是控制菌斑（plaquecontrol）。为了预防牙周炎，必须坚持每天彻底清除菌斑。对已患牙周炎者，除了治疗中彻底去除菌斑和牙石外，还必须教会患者掌握菌斑控制的方法，并在治疗后终身实施才能保证治疗的顺利进行，保持长期疗效和防止牙周炎的复发。

1. 菌斑显示方法　菌斑是薄而无色的物质黏附于牙面，患者不易发现。可以利用菌斑显示剂将其染色，便于观察和去除。菌斑显示剂是由中性品红和四碘荧光素钠制成的。分为溶液和片剂。片剂可以在家庭中应用以进行自我检查。使用时将片剂嚼碎，用舌尖将碎片舔到牙齿各面，然后漱口，对镜检查，牙面的染色部位就是附着的菌斑部位。利用菌斑显示剂可以直观发现菌斑附着部位，指导有效刷牙。

2. 菌斑控制的方法

（1）机械清除菌斑：刷牙是自我清除菌斑的主要手段。每天早晚各一次，刷牙一定要彻底，要进行有效刷牙。提倡选择保健牙刷，保健牙刷头部较小，便于在口内旋转，且能达到各个部位的牙面。牙刷要注意维护和消毒，使用后应放置在干燥通风处，一般 3 个月左右更换牙刷。

孩子什么时候开始刷牙呢？牙齿未萌出的婴儿，每天母亲应用清水轻轻擦洗口腔。牙齿萌出后可以用软纱布蘸清水或淡盐水擦拭萌出的牙齿。随着牙齿的萌出，可以用软塑料指套牙刷为儿童刷牙。3 岁以前母亲为儿童刷牙，可以让孩子平躺在光线充足的床上，母亲用小头牙刷，使用少量牙膏清洁牙齿，应尽量减少牙膏的吞食。在 3 岁以后教会孩子自己刷牙，家长监督并定期亲自为孩子刷牙。刷牙时一定要彻底清洁牙齿外侧面、内侧面和咀嚼面。应注意清洁牙间隙和龈缘附近的菌斑。必要时可用菌斑显示剂明确菌斑附着部位进行有效刷牙。某些牙齿排列不齐、佩戴矫正器的孩子还可选用特殊牙刷并配合使用牙线、牙签清除菌斑。

（2）化学药物控制菌斑：应用有效的化学药物来抑制菌斑形成或杀死菌斑中的细菌是抑制菌斑的另一种方法。目前广泛应用的是氯己定（Chlorhexidine，CH）溶液。CH 是广谱抗菌剂，它的葡萄糖酸盐在医学中应用广泛，可用于术前皮肤消毒，也可用于外科清创、刷手、个人洗手等。在牙科中经常用于抑制平滑面龋病、义齿消毒和菌斑抑制等。其含漱液已在很多国家应用。它的化学结构稳定，毒性小，不良反应少。有个别患者使用后出现口干或黏膜刺激感觉，长期使用可使牙齿和舌背着色。很少出现过敏现象。

应用 0.12%～0.2% CH 10mm 每天含漱 1min 可有效抑制菌斑形成，预防龈炎。迄今为止，还没有证据表明 CH 对 3mm 以上牙周袋和牙周炎有治疗作用。尽管 CH 含漱剂在一定程度上可以抑制菌斑，但它仍是辅助治疗手段，应在机械清除菌斑、牙石等治疗基础上配合应用，儿童应该遵照医嘱使用。

第四节 常见黏膜疾患

一、先天发育异常

上皮珠（epithelial's pearl）：上皮珠是乳牙萌出前，在婴儿的颌弓牙龈黏膜上或腭中缝部位的黏膜上出现的白色的、珍珠样、有光泽的瘤状物。

上皮珠是牙胚发育过程中，牙板上皮断裂后，未被吸收的上皮组织。组织学所见是一层扁平细胞上皮覆盖的囊包样结构，内含有黏稠的液体状物质。上皮珠没有病理意义，临床不必治疗，更不需用针刺挑，一般出生后 3 个月内会自然消失。

二、急性伪膜性念珠菌病

急性伪膜性念珠菌病（acute pseudomembranous candidiasis）又称"雪口 Thrush"、"鹅口疮"。

1. 病因与发病机制 病原菌是白色念珠菌。新生儿和 6 个月以内的婴儿易患。感染途径可以是经母亲产道感染，也可以经过哺乳用具或乳头感染。髓过氧化酶可以维持真菌生态平衡，在出生后 6～12 个月时达到成人水平。婴儿缺乏髓过氧化酶，口腔唾液分泌少、较干燥，所以容易感染。

2. 临床表现 好发于唇、舌、颊、软腭与硬腭。以假膜型为主。黏膜充血水肿，表面出现散在的凝乳状斑点，并逐渐扩大相互融合，形成白色微凸的片状假膜。假膜由纤维蛋白、脱落的上皮细胞、内含菌丝的炎症细胞组成。假膜不易擦去，若强行擦去，留下出血创面。患儿全身症状不明显，有的患儿拒食，啼哭。

3. 诊断 根据病史、发病年龄和临床症状可以诊断。还可以进行涂片检查。取假膜置于载玻片上再加一滴 10% 氢氧化钾，镜下观察，如果见到菌丝及孢子即可确诊。

4. 治疗 碱性环境不利于真菌生长。可用 1%～2% 碳酸氢钠溶液擦洗口腔 2～3 小时/次。0.05% 甲紫（龙胆紫）局部涂布每日 3 次。制霉菌素混悬液（每毫升 10 万单位）2～3 小时/次。两性霉素 100ml/ml，4 次/日局部涂布。重症患儿口服克霉唑 20～60mg/（kg·d），分 3 次服用。所有用具都要消毒，母亲乳头也应擦洗，消毒。

三、疱疹性口炎

疱疹性口炎（herpetic stomatitis）为口腔内发生的单纯疱疹病毒引起的原发急性感染性疾病。多发生于 6 岁前的儿童，出生后 6 个月至 3 岁的婴幼儿更为多见。

1. 病因 病原菌是单纯疱疹病毒（herpes simplex virus）。单纯疱疹病毒属于脱氧核糖核酸病毒，通过接触或呼吸道传染。它分为两型。单纯疱疹病毒Ⅰ型（HSV-1）：引起口腔周围与颜面部皮肤部位的疱疹感染。单纯疱疹病毒Ⅱ型（HSV-2）：主要引起生殖器及其相邻部位皮肤的疱疹感染。有时在口腔中也可分离出此病毒。

2. 临床表现　患者常有疱疹接触史，潜伏期约1周。①全身症状：儿童发病急，唾液增多而流涎，患儿可有发热，烦躁，拒食，有时颌下淋巴结肿大、压痛，咽喉部轻度疼痛等前驱症状。症状在7～14天逐渐消失。②黏膜损害：口腔黏膜任何部位都可发生。唇、舌、颊和牙龈黏膜与上腭等处黏膜充血水肿，出现平坦、不隆起和界限清楚的红斑，红斑上出现针头大小（直径约2mm）、数量不等的圆形小水疱，水疱成丛成簇，少数单个散在。水疱破溃形成溃疡。初裂时水疱周围留有隆起的灰白色疱壁。儿童常伴有急性龈炎，舌背部有明显的舌苔。③皮肤损害：唇、口角、鼻、颏等区域可发生皮肤损害。先有瘙痒，灼热与肿胀感，随即出现针头大小或直径2～3mm成簇若干小水疱，疱液初为透明后混浊，干燥后结痂。痂皮脱落后可留有暂时性浅黑色的色素沉着，若无继发感染不留瘢痕。

3. 组织病理　受侵上皮细胞产生核内包涵体，形成巨细胞，细胞气球样变性破损后形成水疱。水疱位于棘层表浅部分，破溃产生溃疡，可以继发感染。有大量中性粒细胞浸润，深部有淋巴细胞，基底有肉芽肿形成。周围结缔组织内毛细血管扩张充血并伴炎性细胞浸润。

4. 诊断　儿童急性发热，淋巴结肿大，有全身反应。口周皮肤出现成簇水疱。口腔黏膜散在簇集溃疡。

5. 鉴别诊断

（1）疱疹性咽峡炎（herpangina）：柯萨奇（Coxackie）病毒A4感染。软腭、悬雍垂、扁桃体等口咽部好发。初为丛集小水疱，破溃后形成溃疡。前庭部位少发，病程一周。全身前驱症状轻。

（2）手足口病（hand-foot-mouth disease）：柯萨奇病毒A16感染。秋季好发。前驱症状：低热，困倦，淋巴结肿大。手掌、足底及口腔黏膜发生散在的水疱、丘疹或斑疹，直径为2～10mm，数量不等，四周红晕，无明显压痛，中间有小水疱，数日后干燥结痂。唇、颊、舌、腭等口腔黏膜出现小水疱后迅速变为溃疡。口腔损害较皮肤严重。5～10日后愈合。

6. 治疗与预防

（1）全身治疗：充分休息，给予富含维生素B、C及营养价值高的饮食，板蓝根冲剂口服或板蓝根注射液肌内注射。口服抗生素或磺胺类药物预防继发感染。

（2）局部治疗：患儿疼痛不能进食时，应用1%～2%的普鲁卡因溶液含漱，止痛。局部消炎，防腐，以止痛剂涂布。保持皮肤洁净，防止感染，促使干燥结痂。疱破可用复方硼酸液湿敷。无渗出时，可涂布疱疹净软膏或抗生素软膏。

（3）预防：应与患儿隔离。可以口服板蓝根汤剂进行预防。应注意个人卫生，勤晒被褥，房间应良好通风。

四、手足口病

手足口病（hand-foot-mouth disease）是一种儿童传染病，又名发疹性水疱性口腔炎。多发生于5岁以下儿童，可引起手、足、口腔等部位的疱疹，少数患儿可引起心肌炎、肺水肿、无菌性脑膜脑炎等并发症。个别重症患儿如果病情发展快，会导致死亡。该病以手、足和口腔黏膜疱疹或破溃后形成溃疡为主要临床症状。

1. 病因　肠道病毒中的柯萨奇病毒是手足口病的病原，以柯萨奇病毒 A16 和肠道病毒 71 型最为常见。

2. 流行特点　本病四季均可发病，以夏秋季多见，冬季的发病较为少见。本病常呈爆发流行后散在发生，该病流行期间，幼儿同和托儿所易发生集体感染。家庭也有此类发病聚集现象。据国外文献报道，每隔 2～3 年在人群中可流行一次。

本病潜伏期为 2～7 天，患者为主要传染源。患者在发病急性期可自咽部排出病毒；疱疹液中含大量病毒，破溃时病毒溢出；病后数周，患者仍可自粪便中排出病毒。传播方式以人群密切接触时飞沫传播为主；唾液、疱疹液、粪便等污染的手、毛巾、手绢、口杯、玩具、食具、奶具以及床上用品、内衣等引起间接接触传播；如接触被病毒污染的水源，亦可经水源感染；门诊交叉感染和口腔器械消毒不合格亦是造成传播的原因之一。手足口病的患者主要为学龄前儿童，尤以低于 3 岁年龄组发病率最高。

3. 临床表现　急性起病，发热；口腔黏膜出现散在疱疹，米粒大小，疼痛明显；手掌或脚掌部出现米粒大小疱疹，臀部或膝盖偶可受累。疱疹周围有炎性红晕，疱内液体较少。部分患儿可伴有咳嗽、流涕、食欲不振、恶心、呕吐、头痛等症状。该病为自限性疾病，多数预后良好，不留后遗症。极少数患儿可引起脑膜炎、脑炎、心肌炎、弛缓性麻痹、肺水肿等严重并发症。

4. 诊断　依据流行病学资料、临床表现、实验室检查可明确诊断，注意确诊时须有病原学的检查依据。

好发于夏秋季节，儿童好发，尤以婴幼儿聚集的场所最易发生，呈流行趋势。临床主要表现为初起发热，白细胞总数轻度升高，继而口腔、手、足等部位黏膜、皮肤出现斑丘疹及疱疹样损害。病程较短，多在一周内痊愈。

5. 治疗和预防　治疗原则主要为对症治疗。可服用抗病毒药物及清热解毒中草药及维生素 B、C 等。注意口腔皮肤清洁，每天用生理盐水清洁口腔，同时注意看护患儿，防止其对皮肤疱疹进行抓挠，以防破溃感染。有合并症的患儿可肌内注射丙种球蛋白。

在患病期间，应加强患儿的护理，作好口腔卫生。进食前后可用生理盐水或温开水漱口，食物以流质及半流质等无刺激性食物为宜。养成良好的生活卫生习惯，饭前便后要洗手，不吃生冷食物，不在人口聚集、空气流通差的公共场所逗留，注意保持家庭环境卫生，居室要经常通风，勤晒衣被。

因手足口病可合并心肌炎、脑炎、脑膜炎、弛缓性麻痹等，故应加强观察，不可掉以轻心。

五、幼儿创伤性溃疡

幼儿创伤性溃疡（traumatic ulcer）多因局部机械刺激或不良习惯造成。

（一）李－弗病

1. 病因　下颌乳中切牙萌出过早，切端锐利，吸吮时，舌系带与切端摩擦发生溃疡。若舌系带短，吸吮时不能充分抬起和伸出，乳切牙切端摩擦舌系带和舌腹产生溃疡。

2. 临床表现　损害位于舌系带中央两侧。开始为充血，糜烂，随后形成溃疡。溃疡表面不平，呈灰白色。由于长期摩擦，溃疡面扩大，也可形成肉芽肿。局部质硬，颜色苍白，影响舌的运动。

3. 治疗 局部涂布消毒防腐药物。调磨牙齿锐利的边缘，或去除过早萌出的松动乳牙。也可改变喂养方式，减少吸吮运动。舌系带过短时，溃疡愈合后，进行舌系带成形术。

（二）贝氏口疮

好发于上腭黏膜。多因吮指损伤黏膜，玩具和橡胶乳头摩擦，或清洁口腔时护理不当引起。表现为上腭黏膜尤其是翼钩处出现圆形、椭圆形浅在溃疡。治疗：去除病因，局部涂布消毒防腐药物，预防感染。

（三）创伤性溃疡

1. 乳牙残根、残冠破坏了颊侧或唇侧骨板使自身根尖外露 持续刺激相应的黏膜造成局部糜烂、溃疡。陈旧性损害呈暗红色，边缘高起，中央凹陷，有灰色假膜。长期不治，边缘隆起，基底较硬。损伤形态与创伤因素有关。此类溃疡也称为"褥疮性溃疡"（图 2-7）。

2. 咬伤 幼儿于口腔注射麻药后，尤其是下颌传导阻滞麻醉后，颊、舌、唇黏膜出现增厚、麻木感，患儿用牙咬麻木部位的黏膜造成损伤，形成糜烂、溃疡（图 2-8）。

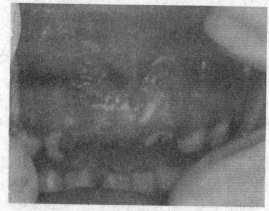

图 2-7 褥疮性溃疡

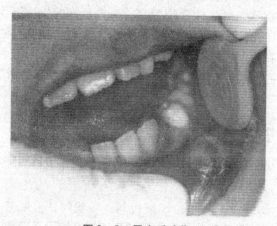

图 2-8 局麻后咬伤

3. 治疗 去除刺激因素，拔除残根、残冠，局部涂布消毒防腐药物，预防感染。

（四）自伤性牙龈溃疡

因不良习惯，如咬舌、唇、颊等软组织，或南于食物嵌塞、牙龈异物感等，患儿用手抠，或用异物去刺激上述部位，导致牙龈糜烂、剥脱。

治疗：首先排除局部刺激因素，还应与剥脱性疾病鉴别。若真是自伤行为，应找出原因，必要时进行心理咨询。

（五）化学药物烧伤

牙髓失活剂砷剂等溢出或盖在黏膜上造成牙龈损伤、牙槽骨损伤或组织坏死。严重者可以损伤恒牙胚。出现砷剂烧伤时，一定要彻底去除坏死组织，创面可涂布碘制剂。另外，硝酸银、塑化液、甲醛甲酚溶液具有腐蚀性，应用时应注意保护软组织，以免造成烧伤。

六、唇舌疾患

（一）口角炎（图2-9）

好发于儿童。口角区皮肤和黏膜出现对称性潮红、脱屑、糜烂及皲裂病损。

1. 病因 儿童口角炎是多因素疾病。致病因素包括以下几点。

（1）儿童不良习惯，如经常舔口角，咬手指、铅笔等导致口角损害。

（2）儿童唾液分泌过多，使口角区潮湿而产生刺激和局部感染。

（3）儿童体质虚弱，口角潮湿、皲裂或长期服用抗生素，容易引起白色念珠菌感染，成为白色念珠菌口角炎。另外，儿童口角炎也可以由葡萄球菌或摩-阿（Morox - Axenfeld）双杆菌引起。

（4）核黄素缺乏，儿童胃肠功能紊乱、消化不良，使核黄素从食物中摄取不足或机体吸收不足导致核黄素缺乏，会引起生物氧化、脂肪与蛋白质代谢障碍。长期缺乏可引起口-眼-生殖器综合征（co - occulogenital syndrome），其口腔表现为口角炎。烟酸、泛酸、吡多醇和维生素 B_1（硫胺）等缺乏时，也可发生口角炎。

2. 临床表现 儿童口角区皮肤对称性潮红、脱屑、糜烂、皲裂。局部皮肤被唾液浸湿成苍白色，周围为范围不等的皮炎。皮肤皲裂长约数毫米，可与黏膜皲裂连续。皲裂的渗出液可结成黄痂，继发感染后颜色加深，张口运动可导致痂裂出血，引起疼痛，影响患儿说话、进食。口唇的活动又延缓损害愈合。一般口角炎为双侧对称，异物摩擦引起的口角炎可为单侧。

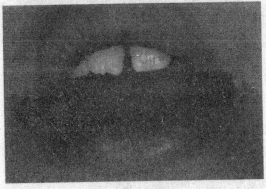

图2-9 口角炎

3. 处理 去除不良习惯。局部可用消炎防腐类溶液洗涤，如 0.1% 高锰酸钾溶液、1.5% 过氧化氢溶液、2% 碳酸氢钠等。无渗出时可涂布抗生素或激素类软膏。

有白色念珠菌感染时，可涂 1% ~5% 克霉唑软膏。若核黄素缺乏，应给予核黄素，每天 3 次，每次口服核黄素片 5mg；或核黄素注射液 5mg，肌内注射，每日一次，也可同时服用复合维生素 B。

（二）游走性舌炎

为儿童常见的舌黏膜疾患。国内报道男性患者多于女性。Sedano 发现 10 岁以下儿童患病率高于 10 岁以上儿童。

1. 病因 尚不清楚。多发生于体质虚弱的儿童，可能与疲劳、营养缺乏、消化功能不良、肠道寄生虫有关。另外局部刺激因素如龋病、牙髓病、牙齿萌出咬合异常、口腔内菌群的改变也与之有关。

2. 临床表现 病损好发于舌尖、舌背及舌侧缘，主要表现为丝状乳头剥脱。舌尖、舌缘、舌背丝状乳头剥脱区出现红色斑块，红斑的外围丝状乳头增殖形成白色或黄白色的微微隆起的弧形边界，此边界宽度为 2~3mm。病变区红白相间，剥脱区范围不断扩大，向周围蔓延，与邻近剥脱区融合。病损区成椭圆形、圆形或不规则形。红斑和边缘可不断变化形态和部位，故为游走性。多个红斑扩大、融合呈地图状，也称"地图舌"（Geographic tongue）（图 2 - 10）。

3. 治疗 游走性舌炎是一种良性病变，一般无典型症状，不需治疗。发病期间应注意局部口腔卫生，分析病因，去除刺激因素。如果与全身因素有关，应进行全身因素治疗。一般可给予消毒防腐剂含漱，症状明显时以 1% 金霉素软膏涂布。游走性舌炎病程可长达数年，但不少患儿在幼儿期后渐渐消失。

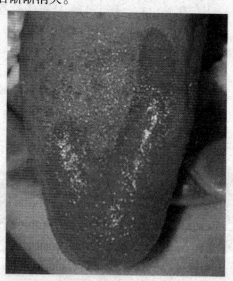

图 2 - 10 游走性舌炎

（三）慢性唇炎

是一种病程迁延、反复发作的非特异性唇部炎症。

1. 病因 病因不清。可能与长期慢性刺激有关，如气候干燥、寒冷，舔唇或咬唇等不良习惯，日光照射等温度化学机械刺激因素。

2. 病理　非特异性炎症表现。黏膜上皮角化不全或过角化，有剥脱性缺损。上皮内细胞排列正常或有水肿，固有层淋巴细胞、浆细胞浸润，血管扩张充血。

3. 临床表现　寒冷干燥季节多发。下唇唇红部好发。以干燥脱屑，发痒灼痛，渗出结痂为主。唇红部有淡黄色干痂，伴灰白色鳞屑，周围轻度充血。患处干胀、痒、疼痛。患者经常舔唇或咬唇，有时用手抠引起皲裂，结血痂，肿胀明显。反复感染可有脓痂，皲裂更深，疼痛明显，肿胀不退。

4. 治疗　去除刺激因素。改变咬唇、舔唇的不良习惯。干燥脱屑者可涂布抗生素或激素类软膏。有皲裂渗出时，用33%硼酸溶液湿敷，痂皮脱落、渗出消除后涂布软膏类药物。

七、进展与趋势

牙菌斑是龋病和牙周病的始动因子，人们一方面应用先进的技术对单一致病菌的定植、传播致病机制进行研究从而发现主要致病菌；另一方面从单一细菌的研究发展到对菌斑生物膜、菌斑生态系统的研究，发现各种细菌相互协调构成具有高度分化结构的群体。细菌通过内部信号传导系统控制细菌数量及进行生理活动，细菌生物膜形成及其与疾病发展关系，怎样通过干扰生物膜信号传导系统降低主要致病菌的毒力或阻止牙菌斑生物膜的形成从而达到控制龋病和牙周病的目的是研究的热点。

儿童很少发生牙周炎，是否和免疫系统发育有关是研究热点。目前很多资料显示，宿主对微生物的不恰当的免疫反应可能是造成牙周破坏的主要原因，宿主对感染免疫调控的差异、遗传性状、生活行为对牙周病的类型、发展、预后都有影响。

儿童严重的牙周病往往伴发于各种全身疾病，如低磷酸酯酶症、掌跖角化牙周病综合征。牙周病与很多全身疾病能够相互影响，比如心血管疾病、肥胖、糖尿病、早产低体重，很多遗传性疾病也对口腔牙周组织健康有影响，对于全身系统疾病的深入研究，尤其是发病机制的研究，对于系统病的治疗和牙周病的早期干预、预防都有意义。

第三章

牙齿发育异常

牙齿发育异常是儿童牙齿疾病中一个重要的部分。常见的牙齿发育异常（abnormality ofdevelopment of teeth）从临床表现上可分为：牙齿数目异常、牙齿形态异常、牙齿结构异常及牙齿萌出与脱落异常。牙齿发育异常从宏观上看是由遗传因素和环境因素的作用所致。遗传因素在多种牙齿发育异常中起着重要的作用，如：大多数牙齿数目异常、牙齿形态异常等。而具体到每一种发育异常，还有许多疾病的病因尚不明确，有待进一步研究。环境因素在牙齿发育的特定时期可能发生重要影响，如：外伤的机械性因素及后续的炎症感染可能造成发育中的继承恒牙弯曲畸形；四环素类药物的使用能够导致牙本质的变色；梅毒螺旋体的感染可能损害牙胚，引起牙齿形态及结构的异常。

第一节　牙齿数目异常

人类正常牙齿数目是乳牙 20 颗，恒牙足额为 32 颗。牙齿数目异常表现为牙齿数目不足或数目过多。

一、牙齿数目不足

牙齿数目不足（hypodontia）又称先天性缺牙，根据缺失牙数目的多少，又分为个别牙缺失（hypodontia）、部分牙缺失（oligodontia）和全口牙缺失或先天性无牙症（anodontia）。

有一部务先天性缺牙是综合征的表现之一，但多数病例为不伴有其他系统异常的单纯性先天性缺牙。在外胚叶发育不全综合征（ectodermal dysplasia syndrome）、色素失禁症、Rieger 综合征及 Witkop 牙，甲综合征等综合征中常见多个牙先天性缺失。

（一）病因及临床表现

先天性缺牙据推测是牙板生成不足或牙蕾增殖受到抑制所致，但病因尚不清楚。大多数先天性缺牙可能与遗传因素相关，Gorlin 等指出单纯恒牙列缺失，乳牙列不受影响，其遗传方式是常染色体隐性遗传。Granhnen（1956）对 171 名先天缺牙患儿的父母进行调查，发现患儿父母中的一方出现先天缺牙的比例很高，认为先天性缺牙是一种常染色体显性遗传疾病。随着分子生物学的发展，对于先天性缺牙遗传因素的研究越来越深入。多项研究的结果表明：牙齿的发育是多基因调控的复杂生理过程，这些基因中的一个或多个发生突变，都有可能使牙胚发育停止，导致牙齿的先天缺失。Stockton（2000）运用微卫星标记法对一个常染色体显性遗传的先天性缺牙的家系进行研究，发现基因缺失的位点位于14号染色体的同源染色体上。进一步的研究认为：先天性缺牙是位于 14q12 - q13 的基因发生框移突变所导致的。

先天性缺牙也可能与胚胎早期受到有害刺激相关，如放射线等。先天性缺牙往往与过小牙的发生相关。Guinerg（1978）在动物实验中的发现，提出先天性缺牙是牙齿减小的一个连续性变异过程。当牙齿大小达到某一下限时，就会发生缺牙。上颌侧切牙呈圆锥形时为部分缺牙的一种特殊表现，多与先天性缺牙明显相关。

先天性缺牙可发生在乳牙列，也可发生在恒牙列。乳牙列缺失情况较少发生，发生率仅为 0.1%～0.7%，多发生在下颌乳侧切牙和乳尖牙。恒牙列部分先天缺牙发生率为 2.3%～9.6%。恒牙列中任何一颗牙都可能出现缺失，除第三磨牙外，最常缺失的牙齿依次为：下颌第二前磨牙、上颌侧切牙、上颌第二前磨牙、下颌侧切牙和切牙。缺失数目最常见为 2颗，其次是 1颗，缺失 5颗以上少见。乳牙列与恒牙列的牙数异常有一定相关性，乳牙列缺牙者，恒牙列发生先天性缺牙的可能性在 50% 以上。

临床上口腔内缺牙，不足以证明无牙，可能是因为牙齿没有萌出（如埋伏牙、迟萌）或早失。先天性缺牙的诊断首先要明确有无牙齿外伤和拔牙史，常规拍摄全口曲面体层 X线片以确定缺失牙的数目。在 X线片上，3岁半应可见侧切牙牙胚，5岁半应可见第二前磨牙牙胚，第三磨牙牙胚最迟在 10岁时可以观察到。超过这些时间点而未见相应牙胚者，应该高度怀疑先天性缺牙。

（二）治疗

处理先天性缺牙问题需要全面诊断，认真评估牙弓长度和𬌗关系。早期进行多学科的会诊和咨询，有助于确定长期的治疗目标。相关的学科包括：儿童口腔科、牙体牙髓科、正畸科、颌面外科及修复科等。治疗方式多种多样，但最终目的应恢复咀嚼功能、促进牙齿美观，并保持治疗结果的长期稳定。

恒牙缺失的患者，是否保留对应乳牙是治疗时常需考虑的问题。当恒牙列较拥挤时，继承恒牙缺失的乳牙可以拔除，为拥挤的恒牙提供间隙。但通常情况下，当有先天缺牙时，其他牙也倾向于个体较小、牙列稀疏，可以考虑保留乳牙，以维持完整的牙列和咀嚼功能。在乳牙脱落后再酌情进行修复治疗。

对于牙齿先天性缺失总的治疗原则为：

（1）缺牙数目少，对咀嚼功能和美观影响不大时可不处理。

（2）当多数牙缺失，严重影响咀嚼功能时，可以进行活动性义齿修复，以恢复咀嚼功能，促进颜面骨骼和肌肉的发育。但必须注意：随着儿童的生长发育，应定期复查，更换活动义齿，避免影响颌骨的正常生长。

二、牙齿数目过多

牙齿数目过多（hyperdontia）常见有多生牙（又称额外牙）和牙瘤。

（一）多生牙

1. 病因　多生牙的病因尚不明确，遗传因素是多生牙发生的重要致病因素。其形成机制目前公认的有几种假说：①返祖现象。这是由胚胎学家提出的，在类人猿牙列中有 3～4

颗前磨牙，因而在该区域出现的多生牙，可能是返祖现象。②牙板断裂时，脱落的上皮细胞过度增殖，或牙板局部牙源性上皮过度活跃，产生第三批牙胚。③牙胚的分裂可能会导致多生牙的发生。Taylor认为一个牙蕾分裂为两个部分时，会产生两个大小相同或一个正常、另一个畸形的牙齿。

多生牙可单独发生，也可能伴有其他发育异常。在腭裂或颅骨锁骨发育不全综合征（cleidocranialdysplasia）的患者中，多生牙的患病率较高。另外，在加德纳综合征（Gardner syndrome，又称骨瘤肠息肉综合征）和口－面－指综合征（oral－facial－digital syndrome）中也很多见。

2. 临床表现　多生牙较少发生于乳牙列，多见于混合牙列和恒牙列。据文献报告发生率为1%～3%。多生牙最常见的部位在上颌前牙区域，位于两颗中切牙之间的称为"正中牙"。其次，为前磨牙区域。发生率男性多于女性。有文献报告男女比例为5.4∶1。

多生牙多数萌出到口腔，但也有病例留在颌骨内，大约有1/4是埋伏在颌骨内而不萌出的。多生牙的牙轴方向多异于正常牙，有些甚至是冠根倒置的。多生牙的存在主要对邻近恒牙的发育和萌出产生多种影响，引起恒牙迟萌或阻生，牙间隙大，牙齿移位，有些甚至造成邻牙根吸收，偶尔与正常牙融合，有些倒置的多生牙进入鼻腔、上颌窦，还有可能造成含牙囊肿。虽然有些多生牙并不发生上述各种复杂情况，但它们的存在有碍外观，仅此一点也具有治疗意义。

临床发现或怀疑有多生牙时，如：上前牙间隙过大或唇、腭部有硬组织突出，需要拍摄X线片以明确多生牙是否存在，确定多生牙的数目和位置。常用的X线检查有：根尖片、上颌前部𬌗片、全口曲面体层X线片和锥形束CT（cone beam CT，CBCT）等。

3. 治疗　多生牙如能及早发现，为了减少对恒牙的影响，应针对病情制订合理的治疗方案。对临床已萌出的多生牙应及时拔除。如果多生牙埋伏在颌骨内，需追踪观察。多生牙如未对恒牙产生影响且无任何病理变化时，可不处理。如果埋伏多生牙位于年轻恒牙根尖端附近，拔除多生牙时可能会伤及恒牙根部，可以暂时不处理；待年轻恒牙牙根形成后，再拔除多生牙。如果多生牙已造成正常牙的根吸收、牙根弯曲畸形或移位，而多生牙的形态类似正常牙，且牙根又有足够长度，可以考虑保留多生牙而拔除受损正常牙。

（二）牙瘤

牙瘤是最常见的牙源性肿瘤，世界卫生组织（WHO）根据形态分化的程度将牙瘤分为两种类型：①组合性牙瘤（compound odontoma）是由釉质、牙本质和牙髓组织所组成的一些大小不等、与牙齿相似的锥形或弯曲不整的小牙，数目可有数个甚至数十个。②混合性牙瘤（complexodontoma）：没有牙齿的解剖形态，而是一种结构混杂的牙组织团块。

1. 临床表现　牙瘤好发年龄为10～20岁。组合性牙瘤好发于前牙区，上颌多于下颌；混合性牙瘤易发生于磨牙区。牙瘤大多数保持较小体积和无症状，常因阻碍了正常牙的萌出在X线检查时被发现。有的是因颌骨产生骨膨胀和明显的面部肿胀才被发现，此种情况多见于混合性牙瘤。牙瘤的诊断需通过X线检查，以了解瘤体的大小、与邻牙的关系以及被阻生牙齿的萌出方向和发育程度等。

2. 治疗　牙瘤生长具有自限性。一旦发现，应及早手术去除瘤体，诱导被阻主的牙齿萌出。

第二节 牙齿形态异常

牙齿的形态和大小主要受遗传因素的影响，其作用方式目前还不明了。少数在环境因素，如机械压力的影响下，也可以出现牙齿形态的变异。

畸形牙尖（deformity of cusp）的常见部位：上颌切牙的畸形舌尖、前磨牙殆面的畸形中央尖。偶尔可在磨牙上见到额外牙尖。常见的牙齿形态异常有以下几种：畸形中央尖、畸形舌窝和畸形舌尖、双牙畸形、过小牙、过大牙、弯曲牙和牛牙样牙等。

一、畸形中央尖

1. 病因和发病　出现在前磨牙殆面中央窝处或颊尖三角嵴处的圆锥形额外牙尖，可以在一个、几个甚至全部前磨牙上发生，一般对称性出现，称为畸形中央尖（central cusp）。

畸形中央尖在发生率方面有种族区别，文献报告白种人少见，而黄种人发生率较高。据我国学者调查，中央尖的发生率约为10%。

2. 临床表现　牙尖高低不等（约1~3mm），构造不一，有的髓角突入尖内，也有的髓角不高，只是牙本质伸入尖内。细而高的中央尖极易折断，临床上许多刚刚萌出的前磨牙畸形尖就已经折断，牙本质折断或髓角暴露引起慢性牙髓及根尖周感染。畸形中央尖折断的过程不会引起患者自身的注意，往往是在牙髓、根尖周炎症急性发作后，经仔细检查方能找到前磨牙殆面有畸形中央尖折断的痕迹。

由于畸形中央尖折断时多处于年轻恒牙阶段，牙髓、根尖炎症的出现常常影响牙根的发育，X线片上表现为患牙牙根短、根管粗、根尖孔敞开或呈喇叭口状。

3. 治疗　在混合牙列后期，牙齿根尖片的检查有助于早期发现前磨牙畸形中央尖。如果能够确诊或高度怀疑存在畸形中央尖，要建议患儿在乳磨牙脱落、前磨牙的殆面暴露完全后及时就诊。低而粗大的中央尖如果不存在折断的风险可不予处理。

为了防止中央尖折断及并发症的发生，最好及早进行预防性治疗，方法有：中央尖加固法和预防性充填。①中央尖加固法：适用于相对较粗、完整、没有折断的中央尖，用流动树脂在中央尖周围加同一薄层，形成更粗的圆锥形，以期中央尖逐渐自然磨耗，与此同时，髓角内部出现修复性牙本质沉积，有效地阻断物理、化学因素对牙髓的刺激。②预防性充填：适用于中央尖高尖的患牙。除牙尖完整无损的牙齿以外，中央尖折断时间不长、可除外牙髓感染的牙齿也可使用。具体方法是：局部麻醉下，磨除中央尖，在其基底部制备1.5~2.0mm深的洞型，检查是否有髓角暴露，如无肉眼可辨别的露髓，用Ca(OH)$_2$制剂间接盖髓；如有针尖大小露髓，可行直接盖髓术；如果备洞后露髓点明显，特别是就诊时牙尖已折断，或有敏感症状的牙，建议行部分冠髓切断术。牙髓处理后，常规以树脂充填，同时封闭窝沟。治疗时如果牙冠高度允许，最好使用橡皮障以利于无菌操作。

过去曾有学者提出过中央尖逐步调磨法，因其疗效不佳，现已不推荐使用。对于已经出现牙髓炎、根尖周炎等并发症的患牙，可以在急性炎症得到控制后，根据牙根发育程度，选择进行牙髓切断术（pulpotomy）、牙根形成术（apexogenesis）、牙髓再血管化（pulp revascularization）、根尖诱导形成术（apexification）以及根管治疗术（root canal therapy）等。在年轻恒牙牙髓治疗中将会有详细的描述。

二、畸形舌窝和畸形舌尖

1. 病因和发病　畸形舌窝（invaginated lingual fossa）和畸形舌尖（talon cusp）的发生主要是受遗传因素控制。有学者对 58 个有畸形舌窝的患者家庭进行了研究，发现超过 1/3 的患者父母也有相同表现。而在同一个家庭成员中，有些表现为牙中牙，有些表现为深舌窝。研究提示为常染色体显性遗传，可能是不完全外显（incomplete penetrance）。

从发生机制角度来看，畸形舌窝是牙齿发育时期，造釉器出现皱褶，向内陷入牙乳头中而形成的，又称牙内陷（dens invaginatus），发育完成后，在牙面上出现一囊状深陷的窝，外观表现为一个釉质盲孔，窝的内壁覆盖着一层釉质，与牙表面的釉质相连续。牙根内陷较罕见，有学者认为这是继发于 Hertwig 上皮根鞘增生的表现，结果造成在牙根表面有条带状釉质形成，表面内陷至牙乳头中。牙内陷指有釉质覆盖的牙冠或牙根表面出现深凹陷，根据内陷深度的不同，分为一种不同类型：Ⅰ型内陷局限于牙冠内；Ⅱ型内陷延伸至釉牙骨质界以下；Ⅲ型内陷又称"牙中牙（dens in dente）"，内陷区几乎涉及牙根全长。

当舌隆突呈网锥形突起而形成牙尖畸形时称畸形舌尖。畸形舌窝和畸形舌尖有时互相伴随出现。

2. 临床表现　畸形舌尖常见于上颌中切牙、侧切牙舌隆突处，形成圆锥形牙尖，形如手指状高起的牙尖，所以又称指状尖，髓角可突入尖内，畸形舌尖在乳牙、恒牙均可发生。上颌侧切牙发生率大于中切牙。畸形舌窝多见于上颌侧切牙，其次是上颌中切牙，偶见于尖牙。根据内陷程度的深浅，以及其形态的变异，临床上又有畸形舌窝、畸形舌沟（lingual groove deformities）、牙中牙之称。

（1）畸形舌窝是内陷较轻的一种，牙齿形态无明显变异，只是舌窝较深。

（2）畸形舌沟是釉质内陷呈沟缝状，沟缝将舌隆突一分为二，并继续伸延至牙颈部，有的甚至达根部。

（3）牙中牙是釉质内陷较严重的一种，在 X 线片上，可以看到牙冠中央内陷的釉质囊腔，很像一个小牙包在牙冠中，故而得名。

3. 治疗　对于畸形舌尖，可在局部麻醉下一次性磨除畸形牙尖，如无肉眼可见的露髓点，行间接盖髓术；如有露髓，可行直接盖髓术或部分牙髓切断术。

对于畸形舌窝，应及早实行窝沟封闭或预防性充填以预防和控制龋病的发生。对于有色素沉着的较深窝沟，可制作简单洞型进行充填。牙内陷畸形的牙齿髓腔结构如同硬组织形状一样复杂，如果出现牙髓、根尖髓感染，治疗难度较大。原则上可根据根尖发育程度做根尖诱导成形术或根管治疗术，在根管充填术中热牙胶法的效果优于冷牙胶侧压法。

三、双牙畸形

双牙畸形（double teeth）受遗传和机械压力两方面的因素影响。在牙齿发育期，机械压力将两个正在发育的牙胚挤压在一起而逐渐融合为一体。如压力发生在两个牙胚钙化之前，则形成一个完全融合的畸形牙。如发生在牙冠钙化完成时，则形成的根融合为一，而冠则为两个牙冠。临床上根据双牙融合的部位不同和形态上的差异分为融合牙、结合牙。而双生牙是牙胚在发育期间，成釉器内陷使牙胚形成一切迹，临床上表现为牙冠的完全或不完全分开，但有一个共同的牙根和根管系统。

（一）融合牙

融合牙是指牙本质融合在一起，一般是两个牙的融合，根管可以是一个，也可以是两个。3 颗牙的融合极为罕见。

1. 临床表现　可以出现冠根完全融合，或冠、根部融合，其余部分分离。临床多见冠部融合。一般情况下，融合的两颗牙有独立的髓腔根管形态。乳牙列的融合牙比恒牙列多见，下颌乳中切牙和侧切牙、侧切牙和尖牙的融合最为多见。好发部位在前牙区。80% 以上在下颌，单侧占 88%，双侧占 12%。侧切牙和尖牙融合多见，占 61%；侧切牙和中切牙融合占 39%。有一半（50%）以上的融合牙其继承恒牙出现 1 颗先天缺失。

2. 治疗　融合牙的融合线处容易积聚菌斑造成龋病，可以进行窝沟封闭或预防性充填。临近替牙期时，应该拍摄全口曲面体层 X 线片检查是否存在恒牙先天缺失。融合牙的滞留可能影响继承恒牙的萌出，可以考虑适时拔除。

（二）结合牙

1. 临床表现　两个及两个以上基本发育完成的牙齿，由于创伤或牙齿拥挤等外力因素的作用，根部的牙骨质增生结合在一起，而牙本质是完全分开的。可发生在牙齿萌出前或萌出之后。结合牙的冠是各自独立的。

2. 治疗　如果是 1 颗正常牙齿与 1 颗多生牙结合，可考虑切割分离、拔除多生牙。如果是两颗有功能的牙齿因结合导致排列不齐，甚至错𬌗畸形，原则上也可以进行切割分离，但实际操作难度较大。

（三）双生牙

1. 临床表现　双生的两颗牙的形态相似，它是由一个牙胚发育而来的，故称为双生牙。在乳牙列和恒牙列均可发生。双生牙是由一个牙胚发育而来的，牙齿的数目不缺少；当牙冠分离完全时，可能被误判为多生牙。因此，X 线片的检查非常重要。由于双生牙的近远中径大于正常，可能会影响其他牙的排列。

2. 治疗　一般不处理。如果在切缘处有不同程度的局限性分离，易出现龋病，可用复合树脂修复或进行窝沟封闭。在恒牙列必要时可进行减径或调改外形的治疗。

四、过大牙及过小牙

（一）过大牙

指大于正常的牙齿。但缺乏具体的量化指标。

1. 病因　过大牙有个别牙过大和普遍性过大两种。遗传因素和环境因素共同决定牙的大小。普遍性牙过大多见于脑垂体功能亢进的巨人症，个别牙过大的原因尚不清楚。Y 染色体对于牙齿的大小有直接影响。过大牙可在一些综合征，如：KBG 综合征中出现。KBG 综合征的特征为：特殊的面容、巨大中切牙、骨骼畸形和发育迟缓。

2. 临床表现　过大牙的形态与正常牙相似，体积过大。普遍性过大牙表现为全口所有牙齿都较正常牙大。个别牙过大多见于上颌中切牙和下颌第三磨牙。

3. 治疗　个别牙过大可不作任何处理。调磨牙齿可能会引起牙髓敏感症状，因此要慎重进行。全口牙普遍性过大如果出现牙骨量不调、牙列拥挤的问题，可能有正畸治疗的必要。

（二）过小牙

是指小于正常牙的牙齿。过小牙的形态部分是正常的，部分呈圆锥形，又称锥形牙（cone shapedtooth，peg tooth）。

1. 病因　临床分为普遍性过小牙和个别过小牙。普遍性过小牙多见于脑垂体功能低下的侏儒症患者，临床罕见。过小牙多与遗传相关，有些会伴随数目、结构及萌出异常同时出现。有些是综合征的一个表现，例如：少汗型外胚叶发育不全症、Ellisvan Creveld 综合征、色素失调症及 Witkop 牙 - 甲综合征中多有锥形过小牙出现。

2. 临床表现　普遍牙齿过小见于脑垂体功能低下的侏儒症患者，临床较少见。个别过小牙较多见于上颌侧切牙和第三磨牙，其次是上下颌第二前磨牙。

3. 治疗　如牙的体积较小，造成牙间隙过大，从美观上考虑，可进行复合树脂修复或烤瓷牙恢复外形。

五、弯曲牙

弯曲牙（dilacerations of tooth）是指牙冠和牙根形成一定的弯曲角度的牙，多发生于前牙。

1. 病因　乳牙外伤，特别是乳切牙的挫入性外伤使已经矿化形成的恒切牙牙冠改变方向，而其余的牙胚组织继续发育，与改变方向的部分形成一定的角度。

龋源性或外伤导致严重的乳牙慢性根尖周炎可能改变恒牙胚位置，造成弯曲牙。另外，多生牙的阻挡或拔除埋伏多生牙时损伤恒牙胚，也可能导致牙齿弯曲畸形。

2. 临床表现　多见于上颌中切牙，由于恒切牙不能正常萌出而就诊。通过放射学检查，通常使用牙齿根尖片和 CT，可见牙齿萌出方向改变，冠、根呈一定角度。

3. 治疗　治疗方案取决于牙齿弯曲的程度。对于牙根发育刚刚开始、弯曲程度轻的患牙，可以通过开窗手术、翻瓣手术暴露弯曲牙的牙冠，粘贴拉钩，进行早期正畸牵引，使牙齿达到功能位置。然而，有部分牙齿矫正后其牙轴方向距离理想位置仍有一定差距。如果弯曲程度严重，一般建议拔除。拔牙后是选择保持间隙，进行修复，还是通过正畸手段关闭间隙，则需要多学科会诊来决定。如果弯曲部位在牙颈部，牙根有足够长度且位置接近牙槽嵴，可进行牵引就位→截断牙冠→根管治疗→桩冠修复的治疗设计。

六、牛牙样牙

这种牙的形态与牛等反刍类动物的磨牙整体形态相似，故称"牛牙样牙（taurodontism）"或"牛型牙"。磨牙的牙冠增大，髓室顶底距离增加，髓室底和根分叉向根尖位移，但釉牙骨质界的位置无明显改变。

1. 病因　牛牙样牙的形成被认为是牙根形成时 Hertwig 上皮根鞘在一定水平线上的内折失败所致。有学者提出染色体异常可能是其主要病因。牛牙样牙被发现在大量不同的个体中出现，但其并非是特征性遗传异常的结果。

2. 临床表现　牛牙样牙可以单发或多发，常对称发病，恒牙中的发生率高于乳牙，无明显性别差异。由于种族及诊断标准不同，文献报告，发生率为 0.5% ~ 4%。可累及所有的磨牙，通常第二、三磨牙受累较重。

牛牙样牙的临床冠外观上与正常无异，只有在 X 线片检查时方能发现异常。按其冠根比例可分为 3 度：轻度牛牙样牙（hypotaurodontism），中度牛牙样牙（mesotaurodontism）和重度牛牙样牙（hypertaurodontism）。牛牙样牙可在多种颌面发育异常的综合征中出现，如：毛发 – 牙 – 骨综合征（tricho – dento – osseous syndrome）、毛发 – 甲 – 牙综合征（tricho – onycho – dental syndrome）、唐氏综合征（21 三体综合征）、X 染色体非整倍体等多种综合征。大约 33% 的少牙畸形患者至少有一颗恒磨牙为牛牙样牙。

3. 治疗　牛牙样牙能够行使正常的功能，只是在涉及牙髓治疗时具有明显的临床意义。如果是重度牛牙样牙，牙髓切断术不易操作，只能进行部分冠髓切断术或牙髓摘除术。根管治疗过程中，观察根管口和进行操作都比较困难，必要时可使用根管显微镜辅助治疗。

第三节　牙齿结构异常

牙齿发育期间，在牙基质形成或基质钙化时，受到各种障碍造成牙齿发育的不正常，并且在牙体组织上留下永久性缺陷或痕迹。常见的有：牙釉质发育不全、牙本质发育不全、氟斑牙等。

一、釉质发育异常

釉质是全身唯一一种原始组织发育形成后不能再重建的组织结构。发育过程中，成釉细胞对于外界环境极为敏感，许多内、外因素都可对其造成不良影响。釉质形成分为两个阶段：釉基质的形成和釉基质的矿化。病源因素影响釉基质形成，导致釉质表面缺陷或异常称为釉质发育不全（enamel hypoplasia）；如果釉基质矿化受到影响，称为釉质矿化不良（enamel hypocalcification）。

（一）病因

釉质发育不全的病因可归为环境因素和遗传因素两大类。

1. 外源性釉质发育不全　在牙齿发育过程中，受到环境因素的影响，成釉细胞的功能出现障碍所导致的釉质缺陷称为外源性釉质发育不全。外源性因素又分为全身因素和局部因素。

（1）全身因素：动物实验证明：营养不良，特别是钙、磷、维生素 A、维生素 C、维生素 D 等缺乏或代谢障碍，可造成牙齿釉质发育不全。Purvis 发现在 112 例严重缺乏维生素 D 所造成的新生儿手足搐搦症患者中，有 56% 出现乳牙釉质发育不全。全身性疾病与釉质发育不全相关，Sheldon 等的研究发现：超过 70% 的个体釉质缺陷形成时间与全身性疾病的发病时间呈正相关。Musselman 调查了 50 例先天性风疹的患儿，釉质发育不全的比例占 90%；同时，78% 的个体有锥形牙的发生。另外，大量研究还发现脑损伤和神经系统缺陷、肾病综合征、严重过敏反应、铅中毒及放疗等都可能影响釉质的形成和钙化。临床可根据多个牙对称发生的釉质发育不全，推断全身性障碍发生的时间。婴幼儿期正是恒牙基质形成和基质钙化的关键时期，轻度的全身障碍也会使其受到影响。

（2）局部因素：个别恒牙的釉质缺陷和矿化不良是乳牙根尖周感染和创伤所导致的。Tumer 第一个描述了前磨牙的釉质发育缺陷与相近的乳牙根尖周炎症相对应的现象，人们称此类釉质发育不全牙为"特纳牙"。Bauner 从尸检材料中观察到：在恒牙萌出前期，乳牙根尖周炎症过程会波及相应的恒牙胚，感染会沿着牙胚周围的骨壁蔓延，从而影响联合釉上皮

（united enamel epithelium）对恒牙胚釉质的重要保护作用。乳前牙创伤所致乳牙根尖移位会影响恒牙胚釉基质形成及其矿化成熟。创伤以及随后的乳牙根尖周感染常引起继承恒牙唇侧面釉质发育不全，严重的还会造成牙齿萌出道的改变，甚至牙胚停止发育。

2. 遗传性釉质发育不全　遗传性釉质发育不全根据遗传方式可分为常染色体显性、常染色体隐性及 X 染色体连锁遗传。迄今已证实的相关基因有：AMELX（amelogenin）基因、ENAM（enamelin）基因、MMP－20 基因、KLK4（kallikrein4）基因以及 DLX3（distal－less homeobox3）基因等。

（二）临床表现

由于在牙齿发育的不同时期，釉质基质形成时受到阻碍的严重程度不同，时间长短不一，临床所见釉质实质性缺损也不一样。带状缺损是由于同一时期发生的釉质发育障碍，而带的宽窄体现了受影响时间的长短。窝状缺损反映的是成簇的造釉细胞的破坏。釉质在钙化阶段受影响，牙冠仅有硬度和颜色的改变，表面呈粗糙的白垩色，无形态缺损。

遗传性釉质发育不全的患者通常乳、恒牙全部受累，临床并不多见。

1. 临床按病损程度分成轻症和重症

（1）轻症：釉质形态正常，无实质缺损，有些牙面横纹明显。釉质呈白垩色不透明、表面较疏松、粗糙，渗透性较高。有外来色素沉着，故呈黄褐色。

（2）重症：牙面釉质有实质缺损，呈带状或窝状凹陷，严重者整个牙面呈蜂窝状，甚至无釉质覆盖。乳磨牙慢性根尖周炎感染易造成继承恒牙的釉质发育不全，因釉质大部分缺损，容易被误认为是乳牙的残根而拔除。因此，应根据年龄和形态仔细鉴别。

2. 根据釉质发育不全的部位，可推断发育障碍的时间　近切缘处和牙尖处出现缺损，表示发育障碍发生于出生后第 1 年内；如果上颌侧切牙切缘受累，说明发育障碍是在出生后第 1 年末或第 2 年初出现或由第 1 年内延续到此阶段的；第一前磨牙牙尖缺损，说明是在 2 岁左右出现发育障碍；出生后第 3 年内的发育障碍，主要累及的是第二前磨牙和第二恒磨牙牙尖；而第三磨牙牙尖釉质缺损，反映的是 7～10 岁这个阶段的发育障碍。

3. 遗传性釉质发育不全分型

Ⅰ型——釉质发育不良型：主要为釉基质形成缺陷，釉质形成的数量不足。釉质矿化好，硬度正常。但釉质很薄甚至无釉质覆盖。表面可呈点窝状或粗糙颗粒状改变。患者对物理化学刺激极为敏感。X 线片示釉质与牙本质对比度正常。

Ⅱ型——釉质矿化不良型：釉质量正常，基质矿化不良，质软。牙齿萌出时釉质呈橘黄色，软而易碎，容易剥脱露出牙本质。X 线片示釉质阻射率低于牙本质。

Ⅲ型——釉质成熟不全型：釉基质形成基本正常，但釉质晶体成熟阶段受累。釉质厚度正常，硬度有减低，牙齿表面多孔易着色。X 线片示釉质与牙本质阻射率接近。

Ⅳ型——釉质发育不全/成熟不全伴牛牙样牙：除具备上述釉质发育不全及成熟不全的特征外，磨牙多为牛牙样牙。

（三）治疗

在临床上如果发现釉质发育不全，只能据此追溯在生长发育的某个阶段曾经出现过障碍。但无论釉质发育不全是哪种病因所致，再去补充钙、磷及维生素等营养素都没有治疗意义。患牙萌出早期主要通过局部涂氟、窝沟封闭及预防性充填等措施预防龋病发生。对于釉质缺损严重的磨牙可行预成金属冠修复。牙齿发育成熟后，可做树脂贴面、烤瓷贴面及冠修复。需要强调的是：从妊娠期开始，就需要加强母婴保健措施，积极预防和治疗可能导致釉质发育不全的全身性疾病。对于乳牙龋病的预防和治疗同样需要高度重视，避免其发展为影响继承恒牙釉质发育的根尖周炎症。

二、牙本质结构异常

牙本质是最先形成的牙齿硬组织结构，其结构异常大多数是遗传性的，如牙本质发育不全症。一些环境和系统性因素也可能导致牙本质发育异常，如维生素 D 依赖性佝偻病、抗维生素 D 佝偻病（低磷酸血症 hypophosphatemia）、低磷酸酯酶症（hypophosphatasia）、青少年性甲状旁腺功能减退、特纳（Turner）牙及放射治疗等。本部分重点介绍相对常见的牙本质发育不全症。

牙本质发育不全症病因及表现如下。

1. 病因 牙本质发育不全是一种常染色体显性或隐性遗传的疾病。主要是先天性机体磷代谢异常，导致与其密切相关的牙、骨发育异常。

2. 临床表现 牙本质发育不全的牙齿异常主要表现在牙本质，而釉质基本正常。乳、恒牙均可受累。恒牙与乳牙相比，受累相对较轻。牙齿的变化主要表现为：①全口牙呈半透明的琥珀色、棕黄色或灰蓝色，又称"乳光牙"。②牙齿萌出不久，即出现全口牙明显磨损。前牙切端和后牙殆面易出现釉质剥脱，牙本质暴露，而牙本质也极易磨耗致牙冠变短，患儿面下 1/3 垂直距离明显降低。③X 线片显示：冠根交界处变窄，早期牙髓腔宽于正常，牙根比正常薄而短。形成大量继发牙本质，髓腔明显缩小，根管呈细线状，严重时完全堵塞。

3. 临床分型

Ⅰ型：伴有全身骨骼发育不全的牙本质发育不全，称为成骨不全（osteogenesis imperfecta）。成骨不全患者骨骼呈脆性变化，常多发骨折，有长骨弯曲畸形和脊柱侧凸、后凸畸形。眼睛异常，表现为蓝巩膜。一般在 20～30 岁开始出现传导性听力丧失，并且呈进行性变化。成骨不全又分为 4 型，出现乳光牙本质（opalescence dentin）的多为 ⅠB 型和ⅣB 型。

Ⅱ型：单纯性牙本质发育不良，不存在全身其他器官异常，也叫遗传性乳光牙本质（hereditary opalescent dentin）。

Ⅲ型：又称"壳状牙"（shell tooth）。患牙形态、颜色与Ⅰ、Ⅱ型牙本质发育不全相似。表现为牙本质菲薄，牙根发育不足，髓室和根管宽大，当牙本质外露迅速磨耗后髓室极易暴露，特别是在乳牙，易造成牙槽脓肿导致乳牙早失。X 线片显示：在釉质和牙骨质下方仅有一层极薄的牙本质，宛如空壳，故称"壳状牙"。

4. 病理表现 牙本质发育不全的牙齿，其釉质一般正常。而釉牙本质交界处无扇贝状界面，近似线状结合，机械嵌合力差，故釉质容易剥脱。牙本质呈层板状，外层牙本质接近正常，有细分支的牙本质小管；其余部分牙本质小管排列紊乱，管径粗，数目少。一些短而异常的小管通过不典型的球间牙本质的基质，有些区域只有未钙化的牙本质基质，完全没有小管结构。随着牙齿的磨耗，髓室、根管内不断形成修复性牙本质，严重的会造成髓腔闭锁。Ⅲ型牙本质发育不全的患牙在罩牙本质层形成后，牙本质层的形成停止，使牙齿呈空壳状。

5. 治疗　针对乳光牙本质的患牙容易磨耗、釉质剥脱等问题，可以早期做全牙列殆垫以预防或减轻牙齿过度磨耗。恒牙可进行全冠修复，乳磨牙可采用不锈钢预成冠修复，以恢复殆间高度和咀嚼功能。髓腔及根管狭窄、闭锁的牙齿一旦出现牙髓根尖周炎症，进行牙髓治疗非常困难，必要时可以采用根尖手术，进行牙根倒充填术。

三、氟牙症

氟牙症（dental fluorosis）又称氟斑牙和斑釉（mottled enamel）牙，是一种地方性、慢性的氟中毒症状。

1. 病因　牙齿釉质形成的过程中即 6~7 岁以前，机体通过食用含氟量较高的食物、饮水，摄入过量的氟，引起中毒。牙胚的造釉细胞受到损害，影响了釉质的形成和钙化。因此，氟斑牙是一种特定原因的釉质发育不全。当水氟含量超过百万分之一时，长时间生活在这种环境中就可能造成氟斑牙。

2. 临床特点　多见于恒牙。以往认为乳牙的氟牙症罕见，因为乳牙釉质发育主要在胎儿期和婴儿期，胎盘屏障可阻止过量的氟进入胎儿体内，而母乳中的氟含量也是很低的。然而，近期 Levy 等学者在 504 名儿童的研究中发现 12.1% 儿童出现乳牙氟牙症，多出现于第二乳磨牙，提示可能是胎儿期或出生后前半年内摄取的氟所造成的影响。氟牙症的临床表现：轻症者可见牙齿表面呈白垩状或黄褐色斑块；重症患者的全口牙齿均有黄褐色斑块并可伴釉质发育不全。

3. 预防和治疗　在高氟区，主要措施是改良水源，改变不良饮食习惯。低氟区，严格控制饮水及食物加氟的人工干预措施。已形成的氟牙症，儿童期一般不需要治疗。釉质缺损严重者，可用复合树脂修复。成年后，重症者可进行贴面、全冠等修复治疗；轻症者，可用 4% 盐酸涂擦牙面，将表面色斑去除以改善外观，再用 2% 氟化钠溶液涂擦，以促使釉质再矿化。

四、萌出前牙冠内病损

萌出前牙冠内病损（preeruptive intracoronal radiolucency）由 Skillen 于 1941 年首次报告，其表现与龋病相似，又被称为萌出前"龋"（preeruptive "caries"）。

1. 病因和发病　关于病因尚不明确，目前较为流行的是牙本质吸收学说，组织学上发现病损内有多核巨细胞、破骨细胞，以及吸收陷窝。发生率为 3%~6%，通常单发，好发于第一、第二恒磨牙，亦有报道发生于尖牙和前磨牙。牙齿阻生和迟萌会增加萌出前牙冠内病损的风险。

2. 临床表现　通常是在进行 X 线检查时偶然发现，未萌的或部分萌出的恒牙冠部邻近釉牙本质界的牙本质出现异常的透影区。有个别病例是出现了牙髓炎或根尖周炎的症状后才发现的。外科暴露牙冠后发现牙冠表面大多完整，病损腔内有黄褐色的软化组织。

3. 治疗　早期发现、早期干预非常重要，在拍摄曲面体层 X 线片或乳牙根尖片检查时，要注意观察未萌的恒牙冠部是否存在可疑的病损。如果确定诊断，选择治疗时机非常重要，对于进展不显著的病损，建议在刚刚萌出时立即干预；对于距离萌出时间较远，病损迅速进展的情况，建议及早拔除验方乳牙，或切开牙龈并去骨以暴露患牙，及早干预。处理原则与年轻恒牙龋齿充填或间接牙髓治疗一致。

五、四环素牙

患者在牙齿发育期服用了四环素族药物，形成一种四环素－正磷酸钙复合物沉积于牙本质，这种牙齿内源性着色现象称为四环素牙（tetracycline pigmentation tooth）。

1. 病因和发病 有研究表明：服用四环素族药物后约有 10% 不被排出，主要以复合物形式沉积在骨骼和牙齿中。而牙齿内主要是在牙本质中，釉质内沉积很少。从胎龄 4 个月到出生后 7 年，是乳牙和恒牙最容易受影响的时期。本症在 20 世纪 60、70 年代出生的人群中高发，后来在孕妇和儿童中已禁用四环素族药物。文献报告四环素牙的发生率为 3% ~ 6%。近年来长期服用盐酸米诺环素（minocycline hydrochloride）造成的多重组织器官染色问题引起重视，变色的组织包括：皮肤、甲状腺、巩膜、结膜、舌、牙齿、指甲及骨骼等。其机制还不清楚，发生率高达 10% ~ 20%。

2. 临床特征 乳、恒牙均可罹患四环素牙，牙冠变色一般为棕黄色或棕灰色。颜色的轻重与服药剂量和时间有关，在紫外线作用下，牙齿颜色逐渐加深。重症者伴有轻重不等的釉质发育不全，这与患者本身罹患的、需服用四环素族药物进行控制的全身感染性疾病对牙胚的损害有关。

3. 治疗 目前对四环素牙没有理想的脱色方法。激光脱色法、30% 双氧水脱色法对轻症有一定效果。重症染色或釉质发育不全者，临床主要进行贴面、全冠修复等治疗。

六、其他罕见的牙齿内源性变色

在特定条件下，牙髓改变能够引起整个牙齿变色。具体原因有以下几个方面：经血液而来的色素、血液的分解产物及根管治疗的药物。

1. 胎儿成红细胞增多症引起的牙齿变色 胎儿成红细胞增多症是由母亲血液中的抗体经过血胎盘屏障进入胎儿血液中，造成红细胞破坏加快的一种疾病。该病是引起新生儿黄疸和贫血的主要原因。

如果婴儿在新生儿期有严重持续的黄疸现象发生，牙齿就可能变成蓝绿色，个别情况还可能是棕色。随着时间推移，变色牙齿能够逐渐褪色，前牙褪色较为明显。

2. 卟啉病引起的牙齿变色 卟啉代谢异常是人类和动物界中罕见的遗传性疾病。其表现为在体内过量产生色素。该病发生多在出生的时候，也可能在婴儿期发生。

患有卟啉病的儿童畏光，尿液呈红色，手与面部起水疱。牙齿在发育的时候，由于沉积了卟啉而呈棕红色。在先天卟啉病患者中，恒牙也可出现内源性着色。

3. 囊状纤维变性引起的牙齿变色 患有囊状纤维变性儿童出现深色牙齿的比例很高，他们牙齿的颜色从灰黄到深棕色不等。有人认为发病原因可能是疾病本身所致，也可能是治疗的不良反应，或二者共同作用。病史追踪发现，患有囊状纤维变性的患者，在儿童时期存在大量服用四环素的经历。

第四节 牙齿萌出与脱落异常

常见的萌出异常有：牙齿早萌、萌出困难和异位萌出。牙齿脱落异常通常表现为牙齿早失、牙齿固连和乳牙滞留。

一、牙齿早萌

牙齿的萌出是按照一定的时间、一定的顺序、左右对称萌出。通常在萌出时牙根已发育约2/3。牙齿早萌（early eruption/premature eruption）是指牙齿萌出时间比正常萌出时间超前，而且牙根发育不足。

（一）乳牙早萌

临床较少见。胎儿出生时就有牙齿萌出，称为"诞生牙"。在新生儿期就长出的牙齿，称为"新生牙"。

1. 病因和发病　乳牙早萌的原因目前多认为与遗传、内分泌和环境因素相关。个别牙胚距口腔黏膜很近，导致过早萌出。乳牙早萌可能与种族特性有关，美国黑人婴儿比白人婴儿发生率高。有报告在活产的婴儿中，诞生牙的发生率为0.03%～0.05%。

2. 临床表现　多见于下颌中切牙，偶尔见上颌切牙和第一乳磨牙早萌。这些牙多数是正常牙，约10%是多生牙。早萌的乳牙多数没有牙根或根发育很少，釉质和牙本质菲薄，松动明显。

3. 治疗　早萌乳牙如果极度松动，有脱落并导致误吸的风险，则建议拔除。如果松动不严重，哺乳时，婴儿舌系带及舌腹部与下前牙反复摩擦，易导致创伤性溃疡（Riga – Fede disease）。建议改用汤匙喂奶，溃疡处涂抗感染、促愈合的药物。如果溃疡难以治疗，严重影响进食，导致婴儿的营养障碍，建议拔除。

4. 鉴别诊断　上皮珠是新生儿牙槽嵴黏膜上可能出现的粟粒大小的半球形角化物，呈白色或灰白色，数量可从1个达数十个不等。上皮珠是牙板上皮剩余所形成的，无需治疗，出生后数周可自行脱落。

（二）恒牙早萌

1. 病因及发病　乳牙慢性根尖周病变造成继承恒牙牙胚周围的牙槽骨破坏，或者伴有乳牙早失，可使恒牙过早萌出。恒牙早萌多见于前磨牙，下颌多于上颌。

2. 临床表现　早萌恒牙的牙根发育不足，乳牙的残根周围炎症都可能使早萌牙松动。早萌牙常伴有釉质矿化不良和（或）釉质发育不全的现象，即特纳牙。

3. 治疗　①控制乳牙根尖周炎症，拔除残根、残冠，治疗有根尖病变的邻牙都是预防恒牙早萌的重要环节。②对早萌牙进行局部涂氟和预防性树脂充填，预防龋病发生。③如果早萌牙在对颌牙缺失的情况下有过长趋势，可制作对颌的功能性间隙保持器或阻萌装置。

二、牙齿萌出过迟

（一）乳牙萌出过迟

第一颗牙齿只要在出生后1年内萌出，均在正常值范围内。如果1周岁后仍未见乳牙萌出迹象，应拍摄X线片查找原因，判断是否有牙齿先天缺失。

全口多个乳牙萌出过迟应考虑有无全身性疾病的影响，维生素D缺乏性佝偻病、先天性甲状腺功能减退以及营养极度缺乏等都可能导致乳牙迟萌或萌出困难。应查明原因，对全身性疾病进行治疗，以促进乳牙萌出。

个别乳牙萌出过迟偶见于乳磨牙，发生在第一乳磨牙的迟萌可能导致相邻的第二乳磨牙近中倾斜，间隙变小。X线检查通常可见迟萌乳牙牙根出现固连，有些发育程度较对侧同名牙低。个别乳牙萌出过迟的病因还不明确，学者们倾向于遗传因素的影响。对于此类异常，建议定期观察，择期拔除埋伏固连的乳牙，以免影响继承恒牙萌出。

（二）恒牙萌出过迟

1. 病因　个别恒牙萌出过迟的原因多与局部的软、硬组织的阻力相关。常见乳切牙早失，儿童习惯用牙龈咀嚼，致使牙龈角化坚韧，使恒牙萌出困难。当乳尖牙、磨牙早失，邻牙移位致间隙缩小时，也会导致恒牙萌出障碍。多生牙、牙瘤或囊肿也会阻碍恒牙的正常萌出。当恒牙胚自身发育出现异常时，如牙轴方向异常、牙胚位置异常、牙胚发育迟缓等都会造成恒牙萌出过迟。遗传因素可能造成多个牙萌出困难，临床较为罕见。颅骨锁骨发育不全（cleidocranial dysplasia）是一种常染色体显性遗传的综合征，约20%~40%病例表现出新突变。主要表现为颅骨囟门（fontanel）骨化（ossification）延迟、单侧或双侧锁骨发育不全（agenesis of clavicule）或发育异常。口腔的表现是：乳牙列正常；除第一恒磨牙和其他个别牙外，其他恒牙不能正常萌出；正常恒牙牙冠形成后，牙板（dental lamina）再次形成多生牙（supernumerary teeth）。在发育迟缓、脱发、假性无牙症和视神经萎缩综合征（growth retardation，alopecia，pseudoanodontia，and optic atrophysyndrome，GAPO综合征）患者可见乳恒牙均不萌出的表现。

2. 临床表现　临床多见恒中切牙或尖牙、前磨牙萌出困难。有时表现为局部牙龈色苍白、突出，牙槽嵴膨隆，扪诊可触及龈下坚硬的牙冠。此外，牙齿萌出可能受多生牙、牙瘤或囊肿等的阻碍，临床表现是牙齿不对称性萌出或局部骨质膨隆。如果牙齿超过正常萌出的时间范围，可通过X线片检查以辅助诊断。为了进一步判断阻生的恒牙位置、牙轴方向、冠根角度等可以进行CBCT检查。

3. 治疗　①对于牙龈局部苍白、坚韧、肥厚，可触及切端的牙齿，可进行部分牙龈切除，暴露牙尖或切端，龈切术可使牙齿加速萌出。②对于多生牙、牙瘤、囊肿引起的恒牙阻生，应尽早手术去除影响因素，使恒牙正常萌出。③如果是因萌出间隙丧失而导致的恒牙萌出受阻，可考虑通过间隙扩展或序列拔牙的途径解决问题。④如果是恒牙牙轴方向异常所导致的萌出障碍，应及时拔除乳牙，待牙齿从牙弓的唇颊或舌腭侧萌出后再进行正畸治疗；如果是近远中向的阻生，情况则较为复杂，需要经正畸科专业医师的周密测量设计，决定选择开窗一牵引术还是拔除阻生牙。⑤如果恒牙发育迟缓，需要判断原因，与全身性疾病有关者，应进行相应治疗；个别牙发育迟缓，需注意保持间隙，定期观察牙胚的发育、萌出情况。

三、牙齿异位萌出

牙齿异位萌出（ectopic eruption）是指恒牙在萌出过程中，未在牙列的正常位置萌出。临床最常见的是上颌第一恒磨牙和上颌尖牙异位萌出，其次常见牙位为下颌侧切牙和下颌第一恒磨牙。

（一）第一恒磨牙异位萌出

1. 病因和发病　造成第一恒磨牙异位萌出的原因包括：第二乳磨牙和第一恒磨牙的牙冠体积较大；颌骨的发育不足，尤其是上颌结节的发育不足；第一恒磨牙的萌出角度异常，牙轴向近中倾斜等。虽然原因多样，但归根结底是在第一恒磨牙发育萌出阶段出现了牙量和骨量不协调的问题，颌骨发育不足是最主要因素。第一恒磨牙异位萌出的发生率为2%～6%，男性多于女性。其中2/3发生在上颌，可单侧或双侧对称出现。

2. 临床表现　第一恒磨牙异位萌出可在6岁前后通过X线片检查发现并进行诊断。X线片的典型表现为：第二乳磨牙的远中根远中面接近牙颈部的位置出现弧形吸收区，而第一恒磨牙的近中边缘嵴嵌入吸收区。随患儿颌骨的生长发育，异位萌出的第一恒磨牙中，约2/3（60%以上）可以自行调整而正常萌出，这部分称为"可逆性异位萌出"。而另外1/3的牙不能正常萌出。到7岁前后，除X线片上的表现外，常见第一恒磨牙远中边缘嵴萌出，而近中边缘嵴被阻挡在第二乳磨牙远中牙颈部。在这种情况下已经没有自行调整的可能性，称为"不可逆性异位萌出"。阻生的第一恒磨牙殆面与第二乳磨牙构成一个清洁的盲区，极易造成牙齿龋坏。第一恒磨牙的挤压最终可能导致第二乳磨牙牙根完全吸收而脱落，其间隙明显丧失，造成继承恒牙萌出障碍。而第一恒磨牙由于倾斜前移会导致错殆畸形的发生。

3. 治疗　第一恒磨牙异位萌出的早期发现非常有意义，建议在儿童6岁前后拍摄全口曲面体层X线片。或者相应牙位的平行投照根尖片进行观察，发现问题要注意追踪观察。到7～8岁时，如果确诊为不可逆性异位萌出，应根据第一恒磨牙阻生的程度以及第二乳磨牙牙根吸收的状况采取有效的治疗方法。常用的方法有：①分牙法：用分牙圈、分牙簧或0.5～0.7mm的铜丝在第一恒磨牙和第二乳磨牙间实施分牙，不断加力，解除两颗牙齿的锁结，诱导第一恒磨牙正位萌出；②戴冠法，或称"片切法"：将第二乳磨牙远中对恒牙产生阻挡的部分磨除，诱导第一恒磨牙萌出；③牵引法：利用牙根条件较好的乳磨牙作为基牙，制作固定装置，在阻生的第一恒磨牙殆面设置拉钩，牵引其向远中移动，解除锁结，正位萌出；④推簧法：利用带有推簧的固定矫治装置推第一恒磨牙向远中移动；⑤口外弓法：只适用上颌，在第二乳磨牙脱落后或拔除第二乳磨牙，用口外弓推动第一恒磨牙恢复到正常位置，然后保持间隙；⑥间隙保持法：第二乳磨牙脱落后，保持间隙，待替牙完成后，再通过周密设计，确定正畸方案。

（二）恒尖牙异位萌出

1. 病因和发病　恒尖牙异位萌出主要发生在上颌，由于侧切牙比尖牙早替换，先萌出的恒侧切牙占去了尖牙的位置；而第一乳磨牙比乳尖牙早替换，也会使尖牙萌出间隙不足造成阻生。恒尖牙异位萌出发生率为1%～2%。有研究表明：在上颌弓窄、长、深的儿童中，相比颊侧阻生，恒尖牙更容易出现腭侧阻生。一些学者推测：10岁以下的儿童，如果有尖牙阻生家族史或上颌侧切牙过小或缺失的情况，则尖牙阻生发生的概率上升；10岁以上的儿童，如果出现两侧尖牙区扪诊不对称、尖牙不能触及、尖牙萌出不同步以及侧切牙切端向远中倾斜等情况时，都应考虑拍摄全口曲面体层X线片进行检查。如果在混合牙列后期进行X线片检查，发现上颌尖牙切嵴与侧切牙的牙根有重叠时，尖牙阻生的发生率较高。

2. 临床表现　常见的是上颌尖牙的唇侧错位萌出，一部分呈现腭侧阻生。有时临床可见尖牙与第一前磨牙或侧切牙与尖牙易位，临床称为易位萌出。上颌尖牙也可向近中移位，导致邻近的侧切牙或中切牙牙根吸收。有些尖牙能越过牙根较短的侧切牙，萌出到中切牙的位置，或者斜位、横位阻生于颌骨内。

3. 治疗　注意保护好乳尖牙，防止因龋病引起的根尖周炎导致其早失，诱导恒尖牙正常萌出。可通过早期检查，及时发现恒尖牙异位萌出的趋势。对于预防或阻断尖牙腭侧移位非常有效的方法是：在 10 岁左右，一旦发现有恒尖牙异位的存在，应及早拔除乳尖牙。这样，有可能避免后续进行相对复杂的手术暴露和正畸牵引，有助于减少邻近切牙的牙根吸收。研究表明：如果异位的恒尖牙不超过相邻恒侧切牙长轴的中线，拔除乳尖牙后，大约有85% ~ 90% 的恒尖牙能够自行萌出到基本

四、牙齿脱落异常

牙齿脱落异常通常表现为牙齿早失、牙齿固连和乳牙滞留。

（一）牙齿早失

儿童牙齿早失包括乳牙早失（premature loss of deciduous tooth）和恒牙早失（premature lossof permanent tooth）。牙齿早失的原因复杂，涉及牙齿外伤、严重的龋病及其昕导致的根尖周炎、慢性牙周炎和侵袭性牙周炎等。儿童期一些罕见的遗传性综合征也会导致乳恒牙早失，如：低磷酸酯酶症、掌跖角化牙周病综合征、组织细胞增多症 X 等。上述疾病在本书的其他章节中有比较详细的介绍，在此就不一一赘述。

（二）牙齿固连

牙齿固连（ankylosis of tooth）是牙骨质与牙槽骨直接结合，患牙的𬌗面低于𬌗平面，这是由于患牙处于萌出停滞状态，周围的牙槽骨继续发育，相邻牙齿不断萌出，使患牙出现相对下沉的现象。因此，有人又称固连牙为"下沉牙"或"低𬌗牙"。

1. 病因和发病　牙齿固连可以发生于任何牙位，但多见于乳磨牙。乳牙的发生率大约是恒牙的 10 倍，牙齿固连的发生率为 1.3% ~ 9.9%。无性别差异。可以为单颗或多颗发病，下颌多于上颌。恒牙中最常受累的是第一恒磨牙；乳牙中为下颌第一乳磨牙，其次为下颌第二乳磨牙。关于牙齿同连的发生机制，一般公认的有以下几种观点。

（1）发育不全性或先天性牙周膜缺失（agenetic or congenital gap in the periodontalmembrance）：牙齿固连有家族倾向，牙周膜先天缺失导致固连的发生。Via 发现固连牙患者的同胞兄弟姐妹中牙齿固连的发生率为 44%，而对照人群中仅为 1.3%。Kurot 认为此病可能是多基因遗传。固连牙的发病有人种差异，白人比黑人和蒙古人更易发生。Helping 等报道一对同卵双生子有相似的牙齿固连发生。这些研究从不同角度对遗传学说给予了支持。

（2）局部代谢紊乱：组织学研究表明，牙齿固连部位的破骨和成骨活动活跃，在乳牙牙根生理性吸收和骨沉积的交替过程中，修复机制过于活跃，沉积过度会导致牙齿固连。

（3）超负荷的咀嚼力或创伤（excessive masticatory pressure or trauma）。创伤或超负荷的咀嚼力引起牙周膜的局部损伤后，导致牙周膜撕裂或缺隙，从而为牙骨质和（或）牙本质与牙槽骨的直接接触提供了机会，修复过程中也存在着牙根吸收和牙槽骨的沉积。如果沉积过度，也可导致牙齿固连。

另外，有些学者认为局部感染、化学或温度刺激、牙骨质增生以及牙髓牙周通道均为可能的牙齿固连易发因素。

2. 临床表现

（1）牙齿下沉：患牙的𬌗面低于𬌗平面，这是牙齿固连最明确的指征。Messer 等依程度不同将牙齿下沉分为三度：①轻度：患牙的𬌗面低于𬌗平面约 1mm；②中度：患牙边缘嵴与邻牙的接触点平齐或低于与邻牙的接触点；③重度：患牙整个𬌗面与牙龈平齐或低于

牙龈。

（2）患牙的正常生理动度消失。

（3）患牙叩诊音异常：Anderson 等认为叩诊对诊断牙齿固连比 X 线片更为敏感和精确。当牙根面的 20% 以上发生固连时即可出现实性叩诊音，强调与多个对照牙的比较。但也有 Messer 等学者认为叩诊音易受主观因素的影响，不宜作为诊断指标。

（4）X 线诊断：牙齿固连在 X 线片上的表现是牙周膜影像消失或模糊，根骨连接处不清晰。但是，当固连面积较小，或是固连只发生于牙齿的颊舌面时则很难诊断。

3. 牙齿固连对牙列的影响

（1）受累牙本身可发生脱落延迟，邻接关系改变，易出现食物嵌塞，导致龋坏。

（2）有继承恒牙者，可能造成恒牙迟萌或阻生。有学者发现乳磨牙牙齿固连，其继承恒牙先天缺失的概率增加；但另一些学者认为二者无相关性。

（3）固连牙𬌗面位置低，邻牙向该处倾斜，造成间隙丧失，可能有对颌牙过长，出现错𬌗畸形。恒磨牙固连时，对整个牙列的影响更为严重。

（4）恒牙脱落再植或移植后的固连易发展为骨替代性吸收，严重者最终会导致牙齿脱落。

4. 治疗

（1）定期观察：对于乳磨牙轻度固连，可定期观察，测量间隙变化，拍摄 X 线片，观察继承恒牙的发育、萌出状况。

（2）修复、恢复牙冠的临床高度：利用树脂、全冠及嵌合体等对固连的乳、恒牙进行修复，恢复功能，防止邻牙倾斜和对颌牙过长。

（3）拔除患牙，保持间隙：Messer 等通过纵向研究，建议根据牙位及下沉的严重程度决定是否拔牙。下颌第一乳磨牙可采取较为保守的方法，早期进行观察或修复牙冠高度；在患牙根吸收缓慢、影响继承恒牙萌出时考虑拔除。下颌第二乳磨牙在出现中度以上低𬌗位、不及时脱落、第一恒磨牙前倾时应及时拔除，制作间隙保持器。当固连程度严重，局部牙槽骨发育不良，估计会影响继承恒牙牙周状况时应当及时拔除固连牙。

（4）外科松解（surgicalluxation）- 牵引法：对于固连的恒牙进行正畸牵引很难奏效，Arnold. M 等在 1994 年提出对固连牙进行松解，即在保证牙齿根尖血运的情况下使固连处松动，再辅以正畸牵引。希望能够牵引患牙到达正常位置，并且进一步在固连部位形成新的牙周韧带纤维。此方法可应用于已经萌出和埋伏的固连恒牙，较之以前医师单纯使用的外科松解法和正畸牵引法成功率更高。由于患牙情况复杂，其预后尚不稳定。

（三）乳牙滞留

乳牙滞留（deciduous tooth retention）是指继承恒牙已经萌出，未能按时脱落的乳牙。或者恒牙未萌出，保留在恒牙列中的乳牙。

1. 病因

（1）继承恒牙萌出方向异常，使乳牙牙根未吸收或吸收不完全。

（2）恒牙先天性缺失，致使乳牙根吸收缓慢造成滞留。

（3）乳牙根尖周病变破坏牙槽骨使恒牙早萌，而乳牙也可滞留不脱落。

（4）继承恒牙萌出无力，乳牙根不被吸收。

（5）恒牙牙胚位置远离乳牙牙根也可能使乳牙滞留。

（6）某些遗传因素致多个乳牙滞留。

2. 临床表现　常见下颌乳中切牙滞留，恒中切牙于舌侧萌出，呈现双排牙现象。其次常见的是第一乳磨牙的残冠或残根滞留于继承前磨牙的颊侧。第二乳磨牙常因继承恒牙先天性缺失而滞留。上颌牙齿在滞留乳牙腭侧萌出，可能会造成反𬌗。

3. 疾病危害　乳牙滞留占据了恒牙萌出的正常位置，恒牙可能会异位萌出，影响牙列正常咬合关系的发育。尤其是滞留的乳牙或残根可以导致菌斑滞留、食物嵌塞，影响口腔卫生，使邻牙增加患龋病的风险。由于慢性根尖周炎造成滞留的乳牙残根，可以刺伤周围黏膜软组织，严重者可以造成褥疮性溃疡。由于先天缺失继承恒牙造成的乳牙滞留，这个牙齿的牙根仍然会吸收，只是吸收缓慢，有时可能会出现乳牙下沉，低于咬合平面，也会影响咬合关系。

4. 治疗

（1）如果继承恒牙已经萌出，滞留的乳牙应该及时拔除。上颌滞留的乳切牙一定要尽早拔除，以免造成恒牙反𬌗。如果已经出现反𬌗现象，一定要密切监测，在前牙萌出后尽早进行矫正。下颌滞留乳牙拔除后，长在舌侧的恒牙会自行调整到正常位置，如果因为拥挤导致牙齿排列不齐，应先进行观察，牙齿替换后根据牙列情况择期矫正。下颌滞留乳切牙由于牙根不规则吸收，在拔除的过程中可能会出现牙根断裂现象，由于残留牙根距离继承恒牙牙根较近，为防止损伤恒牙，可不处理，残留牙根会自行吸收或随恒牙萌出排出体外。

（2）如果继承恒牙先天性缺失，滞留乳牙可不予处理。但是，要密切观察滞留乳牙，积极预防龋病的发生，尽量延后牙齿脱落时间。如果牙齿脱落，要根据牙齿排列情况进行间隙管理。

五、进展与趋势

随着人类基因组计划的完成和功能基因组计划的实施，以及生命科学领域前沿技术向口腔医学领域的渗透，一系列牙颌面畸形的基因及其突变逐渐被认识。目前，人类牙齿先天缺失的基因研究主要集中在第 4 对染色体的 MSX1 基因及第 14 对染色体的 PAX9 基因的错义突变、无义突变、移码突变、同义突变及基因缺失等方面。多生牙致病基因的研究目前只限于几种常见伴多生牙的综合征，如：转录因子 Runx2 基因的错义突变、无义突变、剪切突变，以及核苷酸序列在染色体上易位、缺失、插入等改变所引起的颅骨锁骨发育不全综合征；NHS（Nance Horan syndrome，NHS）基因突变所引起的 Nance Horan 综合征，OFD1（Oro‐facio‐digital syndrome，OFD）蛋白基因突变引起的口‐面‐指综合征Ⅱ型；以及 APC 基因（Adenonatous polyposis coli gene）突变所引起的加德纳综合征（骨瘤肠息肉综合征）等。在先天性牙本质发育不全的研究中，我国学者分别检测到涎磷蛋白基因（dentin sialophoprotein，DSPP）第二、第三外显子出现的错义突变和无义突变。

在牙齿发育异常的临床检查中，锥形束 CT（CBCT）的使用日益受到重视。其原理是 X 线发生器以较低的射线量围绕投照体进行环形投照，然后将多次投照后所获得的数据在计算机中重组（reconstruction），从而获得三维图像。

与传统螺旋 CT 相比，CBCT 一次投照放射剂量 36.9uSv 只相当于传统 CT 的 $1/40 \sim 1/30$；相当于 4 次数字化曲面体层 x 线投照或一套全口根尖片的放射剂量（大约 $13 \sim 100\mu Sv$）。儿童射线吸收能力是成人的 10 倍，在儿童牙科领域，辐射极低的 CBCT 无疑具有极大的优势。

  CBCT 的另一优势为：其数据可在初次重建获得的轴位图像上进行多向、多层面重建及曲面体层重建或三维重建。还允许任意角度旋转观察，任意选择重建范围。并可通过调节窗将部分骨组织去除，只留下密度较高的牙齿图像。再辅以轴位和其他层面图像可以精确地了解发育异常牙齿的外形，髓腔根管结构、位置，与邻牙的关系等。在牙齿形态发育异常的诊断中能够起到重要作用。

第四章

发育期牙列的间隙管理

儿童口腔科治疗的主要目的就是使儿童牙齿的替换能够顺利地进行并建立正常的恒牙列咬合。乳牙由于龋坏、牙齿发育异常甚至早失等原因常常造成间隙的改变，进而对牙齿咬合的发育造成影响。因此对发育期的牙列进行适当及时的间隙管理尤为重要，本章着重介绍保持间隙需要考虑的因素以及常用的间隙保持方法。

第一节 咬合诱导的定义和意义

儿童颅面和口腔结构在生长发育期不断地变化。针对这些变化，进行临床管理的同时采用预防、阻断、矫治的方法来促使完好恒牙列咬合关系的建立，称之为咬合诱导（occlusiveguidance）。

广义地说，儿童口腔科在临床上所实施的全部处置都是咬合诱导。龋齿的预防和治疗、牙冠的修复、牙髓病和根尖周病的治疗，以及乳牙早失的间隙保持等，都有利于促进正常咬合的建立。另外，外伤牙、埋伏牙和多生牙的及时处置，对于将来建立正常的恒牙列咬合也有着重要的意义。

狭义上，咬合诱导分为被动性咬合诱导和主动性咬合诱导。被动性咬合诱导是指维持乳牙列的原型，使乳牙的替换顺利地进行，恒牙列能够完好正常地建立和发育。临床上最常用的被动性咬合诱导方法是间隙保持，即在乳牙早失后制作间隙保持器，维护现有的间隙，使得继承恒牙能够在正常的位置萌出。主动性咬合诱导是指在发育过程中早期发现牙列及咬合出现的异常，及时给予阻断和治疗，如反殆的早期矫治、异位萌出牙齿的处理，以及口腔不良习惯的去除等。

第二节 影响咬合发育的因素

儿童牙齿发育期间，许多因素可以影响咬合的发育。乳牙早失会造成明显的间隙变化，而龋坏的影响则更为常见，间隙的变化常常在牙齿早失前就已发生。

一、乳牙早失的原因

乳恒牙的替换遵循一定的时间和规律。乳牙由于各种原因，未到正常替换时间而过早脱落称为乳牙早失。

造成乳牙早失的原因主要有：①严重的龋病、牙髓病及根尖周病变；②恒牙异位萌出，造成乳牙牙根过早吸收脱落；③乳牙外伤。还有一些乳牙是先天性的牙齿缺失。

二、影响咬合发育的常见因素

（一）乳牙龋损对咬合发育的影响

（1）乳牙邻面龋损，引起牙冠近远中径缩窄，可造成邻牙向缺隙处移动。一般早失年龄越小，其间隙缩窄量就越大。

（2）乳牙的牙髓和根尖周组织疾病，影响乳牙牙根的正常吸收，使得乳牙不能正常脱落和替换，从而引起继承恒牙的萌出异常。

（3）乳牙牙冠大面积缺损、残根、早失等引起咬合高度降低，导致继承恒牙萌出时咬合高度异常。深覆𬌗的原因中，以乳磨牙牙冠缺损和早失为主。

（4）乳牙龋损导致咀嚼功能降低，影响颌骨的发育。

（二）牙齿发育异常对咬合发育的影响

（1）多生牙和牙瘤常常导致正常恒牙发育和萌出障碍，表现为恒牙迟萌或阻生、牙根弯曲、牙齿移位或萌出方向改变。伴随表现有乳牙滞留、邻牙扭转、牙间隙的出现等。

（2）个别牙先天缺失常常造成异常间隙。多数牙先天缺失会影响咀嚼功能和牙列形态，严重者影响面容和美观。

（3）牙齿形态异常，如融合牙等会使牙弓大小、形态及咬合关系发生异常。

（4）乳牙滞留可导致恒牙萌出位置异常。

（5）乳磨牙固连可导致脱落延迟，邻面正常接触关系改变。对有继承恒牙者，会阻碍恒牙的发育和萌出，造成恒牙延迟萌出或阻生，有时恒牙萌出路径改变或发生扭转。由于同连牙𬌗面位置低，使得邻牙向该处倾斜，对颌牙过长，造成间隙丧失，牙弓长度缩小。

（6）第一恒磨牙异位萌出造成间隙丧失，牙弓长度减少，常常造成第二乳磨牙的早失，导致牙弓的不完整。第一恒磨牙不能建𬌗也影响了该侧的咀嚼效率。

（7）唇系带低位导致两上颌中切牙之间的正中间隙不能正常关闭。

第三节　间隙保持的意义和应考虑的因素

一、间隙保持的意义

牙齿在牙弓中保持正确的位置是多方面力量互相作用的结果，一旦失去平衡，就会造成牙齿位置的变化。

乳牙早失后，相邻的牙齿向缺隙部位倾斜移位，对颌牙伸长，使间隙的近远中径和垂直径变小。乳牙早失时患儿年龄越小，牙列越拥挤，间隙变小的可能性越大。

二、设计合适的间隙保持器应考虑的因素

1. **恒牙胚有无缺失以及恒牙胚的发育情况**　根据 X 线片确定有无继承恒牙胚存在。还

可以了解继承恒牙胚发育是否正常，有无扭转、弯曲、错位，能否正常萌出。

观察恒牙表层覆盖的骨质是否完整及其厚度，预测继承恒牙萌出时间，若骨质已被破坏，即使牙根发育不足，牙齿也可能提前萌出；若覆盖的骨质完好且较厚，则恒牙胚近期内不会萌出。牙胚上覆盖的骨质厚度每 1mm 约需 4~5 个月萌出。

2. 牙龄　乳牙丧失时年龄越小，越容易造成邻牙倾斜。乳牙于接近脱落时拔除，邻牙就很少倾斜移位。

乳牙早失后，牙齿间隙缩窄最快发生在拔牙后的 6 个月内，如继承恒牙于近期内不能萌出，间隙就会减小，需及时制作间隙保持器。X 线片上可以观察牙冠矿化和牙根形成的多少，评估牙齿发育阶段，依据牙龄考虑牙齿活动萌出倾向，决定是否保持间隙。

3. 牙齿萌出的顺序　观察早失牙齿下方的恒牙胚以及相邻牙齿的发育状况，根据牙齿的萌出顺序考虑是否需要保持间隙并选择合适的保持器。

例 1：9 岁儿童下颌第一乳磨牙缺失，下颌第一恒磨牙已萌出 3 年，根尖形成，下颌恒侧切牙已萌出，排列整齐，无拥挤趋势，可不使用保持器。若下颌第一恒磨牙及恒侧切牙处于活动萌出期，第一乳磨牙早失则间隙有可能关闭，应使用间隙保持器。

例 2：预测第二恒磨牙萌出早于第二前磨牙，则第二乳磨牙早失应使用保持器，以免第二恒磨牙萌出时推第一恒磨牙向近中移动，占据第二乳磨牙间隙。

4. 牙齿缺失的时间　乳牙早失后，一般应尽快地安放间隙保持器。特别是第二乳磨牙早失，如果正处于第一恒磨牙萌出的活跃阶段，还应该在拔牙前预先做好间隙保持器，拔牙后立即戴入，以防止第一恒磨牙近中倾斜移动，破坏了第一恒磨牙的中性关系。

5. 骨量与牙量的关系　若患儿骨量明显大于牙量，患儿牙列间有散在的间隙，无拥挤的趋势，虽然乳牙早失，但间隙可能无关闭趋势，也可不必佩戴间隙保持器。

三、牙齿早失的部位考虑

依早失乳牙的部位而言，乳切牙早失，间隙变小或消失的可能性较小；而乳尖牙和乳磨牙早失后间隙容易变小，尤其是乳磨牙早失，应设计间隙保持器来保持早失牙齿的近远中和垂直间隙，保证继承恒牙的正常萌出。

1. 乳切牙早失　一般间隙变化不大，但因为美观、发音、心理正常发育的需要，也可以制作可摘式或固定式间隙保持器。

2. 第一乳磨牙早失　单侧第一乳磨牙早失可制作丝圈式保持器，双侧第一乳磨牙可制作 Nance 腭弓式间隙保持器或可摘式间隙保持器。下颌可制作舌弓式间隙保持器或可摘式间隙保持器。

3. 第二乳磨牙早失　单侧第二乳磨牙缺失，可制作丝圈式间隙保持器。双侧第二乳磨牙早失可制作 Nance 腭弓式间隙保持器或可摘式间隙保持器。下颌可制作舌弓式间隙保持器或可摘式间隙保持器。

4. 乳尖牙早失　常见乳尖牙早失原因为牙列拥挤，恒侧切牙压迫乳尖牙牙根引起牙根吸收，致使乳尖牙过早脱落，乳尖牙早失使中线偏移，间隙缩窄。

可选择舌弓式间隙保持器，保持牙弓长度不变，防止牙弓塌陷；也可以选择丝圈式间隙保持器。

5. 恒牙早失

（1）第一恒磨牙早失：第一恒磨牙萌出早，患龋率高，常因早期患龋，未得到及时治疗，导致残根、残冠而无法保留。第一恒磨牙早失，需要综合考虑全口牙𬌗情况，全面设计。

一般情况下，第一恒磨牙早失可制作可摘式功能保持器，维持缺失牙的三维间隙，待恒牙列完成后，再进行永久修复。合适的病例也可考虑第三恒磨牙的自体移植。即待第三恒磨牙牙根形成2/3左右时，将第三恒磨牙移位于第一恒磨牙的位置。

为避免患儿过早地佩戴义齿，在合适的病例，可以考虑让第二和第三恒磨牙相继移位于第一和第二恒磨牙的位置，维持正常的牙列及功能。第二恒磨牙移位并替代第一恒磨牙，适应证的选择是非常严格的，必要时需要正畸、修复多学科会诊制订治疗计划。其适应证一般为：第二恒磨牙未萌，其牙胚位于第一恒磨牙牙颈部以下；第二恒磨牙牙胚的根部开始形成。

（2）恒前牙早失：恒前牙常因外伤导致脱落或无法保留。恒前牙早失后，常因邻牙、对𬌗牙处于萌出活跃期，致使缺失牙的邻牙向缺失间隙倾斜移动，对𬌗牙伸长，造成以后修复困难。

恒前牙早失需要进行精细的功能保持器的设计，为以后永久修复准备好条件。对于恒前牙外伤导致的牙冠缺损也应及时恢复外形，起到保持间隙的作用。

第四节　间隙保持器的设计与制作

一、理想的间隙保持器应具备的条件

（1）能保持缺隙的近远中距离，防止对颌牙伸长。
（2）不妨碍牙齿萌出及牙槽骨高度的增长。
（3）不妨碍颌骨和牙弓的正常发育。
（4）恢复咀嚼和发音功能。
（5）制作简单，不易变形折断。
（6）容易清洁、舒适，有助于美观。

二、间隙保持器的种类

间隙保持器分为固定式保持器和活动式保持器两种。固定式保持器包括丝圈式间隙保持器、腭弓式间隙保持器、舌弓式间隙保持器以及远中导板式间隙保持器。活动式间隙保持器又称为可摘式功能性间隙保持器。可根据口内实际情况进行选择。值得注意的是，儿童正在生长发育中，因此间隙保持器不同于成人的修复体，需要定期检查和管理，可能随着生长发育的变化而需要更换。

（一）丝圈式间隙保持器

是在缺失牙远中侧的牙齿上使用带环或者预成冠，在带环或者预成冠上焊接环状金属丝抵于缺隙近中侧的牙齿以保持缺失牙间隙的装置。

1. 适应证　丝圈式间隙保持器的适应证主要为：①单侧第一乳磨牙早失。②第一恒磨牙萌出后，单侧第二乳磨牙早失。双侧单个乳磨牙早失，也可考虑双侧分别制作丝圈式间隙保持器。③恒切牙萌出前双侧各缺失一颗乳磨牙。丝圈式间隙保持器也适用于一个象限内非游离端单个恒前磨牙或磨牙早失，需要维持间隙者。

2. 分类　根据基牙上采用带环或是预成冠，将丝圈式间隙保持器分为带环丝圈式间隙保持器和全冠丝圈式间隙保持器。预成冠较带环的固位好，不易脱落，因而在需要加强固位时可以采用全冠丝圈式间隙保持器。

有学者认为全冠丝圈式间隙保持器一旦出现开焊等问题时，修改或去除较为困难，不建议采用。建议在基牙上先制作、黏戴完成预成冠，然后再在预成冠上制作常规的带环丝圈式间隙保持器。

在基牙萌出高度不足或者丝圈式间隙保持器单侧开焊时，有时可采用单臂式丝圈间隙保持器作为短时期的间隙保持装置。

3. 临床操作过程

（1）确定为丝圈式间隙保持器的适应证后，首先在基牙上选择合适的带环，选择带环需要反复试戴，较为合适的带环几乎用指压就可就位，然后用带环推子帮助最终就位。

试戴带环的过程中要注意防止带环滑脱引起误吞或误吸。使用推子的过程中要用手指保护软组织，支点要稳固，防止损伤口腔黏膜。

（2）调整带环殆龈向的高度，带环的殆面边缘应位于基牙近远中边缘嵴下1mm左右。龈方对牙龈无明显压迫变白。

对于牙间隙较紧的牙齿，尤其是第一恒磨牙萌出过程中，第二乳磨牙带环不易就位的病例可采用分牙圈分牙，3～5天后再试戴环。制作全冠丝圈式间隙保持器需进行基牙的牙体预备，试戴合适的预成冠后其余步骤同带环丝圈式间隙保持器。

（3）分别在戴用和取下带环（或预成冠）时取印模，如果使用藻酸盐印模材，应使用有孔托盘，以防止取下时脱模变形。取下带环或预成冠放置在印模正确的位置，送技工室制作丝圈式间隙保持器。

（4）患者复诊试戴保持器，正确就位后检查确认带环对基牙牙龈没有压迫，弓丝离开牙龈组织约1mm，调整弓丝位置使其抵于缺隙近中侧牙齿外形高点或稍下方。

（5）调整完成后清洁基牙的牙面和带环，隔湿，以玻璃离子水门汀黏戴。在玻璃离子水门汀黏接剂完全硬固前，清除多余黏接剂以防止刺激牙龈。

（6）告知每6个月定期复查。复查时检查有无松脱，有无压迫牙龈以及基牙的情况。恒牙萌出牙尖外露后即可去除间隙保持器。对于全冠丝圈式间隙保持器可去除金属丝圈，保留预成冠。

4. 技工室制作技术　在工作模型上设计外形线：弓丝平行于缺牙区的骨嵴，离开牙龈组织1mm。丝圈的颊舌径要比继承恒牙的冠部颊舌径稍宽，以免有碍于恒牙的萌出。丝圈与乳尖牙接触的位置要在远中面最突起点或此点稍下方。与第一恒磨牙接触点应在近中面外形高点。

采用0.9mm直径的不锈钢丝弯制弓丝，焊接后打磨抛光。

5. 优缺点及注意事项　丝圈式间隙保持器制作简单，效果可靠，患者易于耐受，在临床上广泛应用。但丝圈式保持器强度有限，一般只用于单个牙齿缺失的间隙保持，如果跨度太大，不能承受较大的咀嚼力，容易折断。

　　带环丝圈式间隙保持器不足之处主要包括：①只能保持牙弓的近远中长度，不能防止对𬌗牙伸长，不能恢复咀嚼和发音功能；②在戴用过程中容易出现丝圈压迫牙龈，或者变形、脱焊等缺点。另外丝圈式间隙保持器还存在不易清洁、易形成菌斑滞留区域而增加患龋风险等缺点，在戴用过程中要加强口腔卫生清洁。进食时应注意避免过硬、过黏的食物以防出现丝圈压迫牙龈及变形、脱焊或者脱落。

　　在治疗过程中颌骨随年龄的增长在不断地生长发育，要根据生长发育的情况适时调整或者更换保持器。

（二）舌弓式间隙保持器

　　将舌弓的两端固定在第二乳磨牙或第一恒磨牙上，以保持牙弓周长的装置。通常用于同一牙弓两个象限都有牙齿缺失的情况。

　　1. 适应证　①双侧第二乳磨牙或第一恒磨牙存在；②乳磨牙早失而近期内继承恒牙即可萌出者；③使用活动式间隙保持器时不能合作佩戴者。

　　在下颌恒切牙萌出前，双侧乳磨牙早失不建议使用下颌舌弓，因为下颌恒切牙通常会在乳切牙的舌侧萌出，乳切牙舌侧的舌弓钢丝可能会妨碍下前恒牙的萌出。下颌恒切牙萌出前双侧乳磨牙缺失时，推荐使用两个单独的丝圈式间隙保持器。

　　2. 临床操作及技工室制作过程

　　（1）在基牙上试戴带环，取印模。

　　（2）在模型上设计外形线，将舌弓的前方设定在下颌切牙的舌侧，即舌隆凸上方。并在间隙部的近中设计支撑卡。

　　（3）将0.9mm直径的金属丝弯制成舌弓，然后焊接。

　　（4）临床试戴舌弓，看弓形弧度是否合适。

　　（5）清洁基牙牙冠，干燥隔湿，调和水门汀使基牙牙冠装入带环上，将舌弓的双侧带环戴入黏同。

（三）腭弓式间隙保持器

　　1. 适应证　与舌弓式间隙保持器的用途一致，用于上颌。适用于上颌多个牙的缺失，又无法使用上颌可摘式功能保持器者。与舌弓不同的是将Nance弓固定于距中切牙腭侧1cm处的上腭皱襞内。

　　在前牙缺失时，也可以利用腭弓附加入工牙的方式保持间隙。

　　2. 制作要点　Nance腭弓由0.9mm不锈钢丝弯制而成，前端为一塑料托抵在硬腭前部的上腭皱襞，腭侧在此处的金属丝上放树脂，制作树脂腭盖板。也就是利用腭盖板压在腭盖顶部，从而防止上颌磨牙的近中移动。末端分别焊接在左右上颌第一恒磨牙带环的腭侧。

　　Nance腭弓上可以制作U型曲，以便于随着患儿的生长发育对保持器进行调整（图4-1）。

　　3. 优缺点及注意事项　Nance腭弓有一些缺点：腭托对于腭部黏膜组织有一定刺激，食物残渣和菌斑容易附着在腭托上，造成局部黏膜炎症，引起疼痛不适；当口腔卫生较差时，可引起局部黏膜增生，腭托可能会对黏膜造成压迫。

　　使用Nance腭弓时需要定期复查，一旦达到间隙保持目的后，腭托应该及早去除。

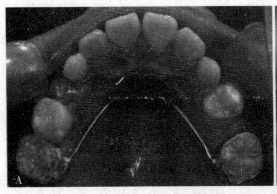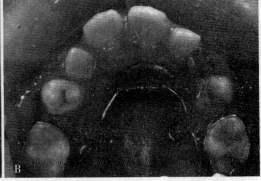

图 4 - 1 腭弓式间隙保持器

A. 不带 U 型曲的腭弓式间隙保持器；B. 带 U 型曲的腭弓式间隙保持器

（四）可摘式功能性间隙保持器

1. 适应证　适用于多颗牙齿缺失，以及前牙缺失者。

（1）对于多颗乳磨牙早失者，不论单侧或双侧缺失，都应设计跨过中线的保持器。因为单侧的可摘式功能间隙保持器体积小，容易被患儿误吞和误吸，较为危险。

（2）乳前牙因龋坏或外伤缺失，可以考虑采用可摘式功能性间隙保持器。

乳切牙早失一般不会导致间隙的丧失；对咀嚼功能影响也较小；多颗乳切牙早失对于刚开始语言发育的患儿会对其语言的学习有一定的影响，但对于已经掌握了语音技巧的患儿并不影响发音。所以乳切牙的修复主要目的是恢复美观而不是保持间隙。目前认为，儿童对于美观的需求从 3 岁就开始了。如果预计距离恒切牙萌出有 6 个月以上的时间，如果患儿配合且家长有美观方面的要求，可以考虑用可摘式功能性间隙保持器进行修复。

（3）恒前牙外伤或先天缺失。

用可摘式功能间隙保持器修复恒前牙可以防止邻牙向缺隙侧倾斜和对𬌗牙伸长，维持龈乳头形态，有利于将来修复；并能满足青少年美观和心理健康的需要（图 4 - 2）。

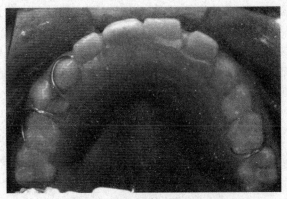

图 4 - 2 可摘式功能性间隙保持器

2. 功能性保持器的设计　义齿的固位装置主要包括卡环、基托和唇弓。通常采用的卡环装置有箭头卡、邻间钩和单臂卡，可根据基牙的情况酌情选用。在生长发育时期，为避免影响牙弓宽度的发育，尽量在牙齿颊侧少用卡环。保持器的基托设计也要考虑对颌骨和牙弓的影响，因此基托的设计原则是唇颊侧基托短或无，舌侧基托长；在下颌围位好的情况下，可考虑不用卡环，单纯依靠舌侧基托固位。

3. 可摘式功能性间隙保持器的制作

（1）取印模，同时也取对𬌗牙齿印模以便调整咬合关系。

（2）外形线的设计：其原则是唇、颊侧基托短，舌侧基托长，基托远中有牙存在时，其基托的舌侧远中端应延伸至邻牙的中央部，从而可增加基托的固位稳定性。与恒牙接触的基托舌面，应设计离开切牙舌面 1 ~ 2mm 左右，从而避免基托给萌出中的恒切牙施加外力。

（3）设计同位装置（卡环）。

（4）临床试戴：初戴时检查就位情况，通过调整卡环松紧度和进入倒凹的基托完成就位。检查同位力，通过调整卡环松紧度调整固位力达到理想状态。检查是否有压痛和高点，通过调磨基托解除。教会患儿和家长正确的摘戴方式。

4. 可摘式功能性间隙保持器的优缺点

（1）可摘式功能性间隙保持器的优点：不仅能够保持近远中的间隙，同时能保持垂直向的间隙，能够恢复缺失牙的咀嚼功能。在前牙区有利于改善美观，维护儿童的心理感受。对预防语音障碍及口腔不良习惯的发生，都有一定效果。

（2）可摘式功能性间隙保持器的缺点：可摘式功能性间隙保持器的两大主要问题是固位和依从性。由于乳尖牙没有足够的倒凹，因此，如果双侧乳磨牙缺失，固位问题几乎无法解决。如果是单侧缺牙，则可以跨过中线在对侧寻找倒凹大的基牙设置较强的卡环。对于基托固位的保持器，在佩戴的过程中同位力可能会逐渐下降，必要时需要及时更换。

如果不能得到患儿合作，可摘式功能性间隙保持器无法行使功能。年龄过小的儿童依从性差，同时固位不良也将直接导致患儿的依从性差。

可摘式间隙保持器在摘戴的过程中容易折断和丢失，人工牙可能从基托上脱落，需要事先与家长沟通。

佩戴可摘式间隙保持器需要强调口腔卫生的维护。口腔清洁不到位，菌斑堆积会导致邻近的牙齿组织脱矿甚至龋坏，另一方面将导致基托下方软组织炎症或增生。

5. 注意事项 初戴时，患儿会有异物感，咀嚼可能不适，发音可能受到影响，应充分告知情况，如有压痛及时复诊。嘱患儿每晚摘下清洁，防止邻牙龋坏和口腔感染。

戴用可摘式功能性间隙保持器后，应定期复查（3 ~ 6 个月），复查时主要检查固位力情况，多数功能性间隙保持器长期佩戴后，固位力会下降，可调整卡环增强固位。检查继承恒牙萌出情况，若有继承恒牙萌出，可根据情况缓冲基托或者考虑更换或者摘除保持器。复查时还要检查口腔卫生状况，强调注意口腔卫生及保持器的清洁，防止菌斑堆积。

（五）远中导板式间隙保持器

1. 适应证 第一恒磨牙萌出之前，第二乳磨牙无法保留或已被拔除的病例，而相邻的第一乳磨牙尚在，可作为保持器的基牙（图 4 - 3）。

2. 制作过程

（1）预备基牙，选择、试戴乳磨牙预成冠，将预成冠试戴在第一乳磨牙上，在没有拔除第二乳磨牙之前，取印模，同时取对𬌗牙的印模。

（2）拍 X 线片，在 X 线片上标定导板的长度。导板的水平部伸展于第二乳磨牙远中面的外形高点上，垂直部是从水平部末端到第一恒磨牙近中面的外形高点下约 1mm 处。将其长度和位置记录在模型上，在模型上削除这部分石膏。

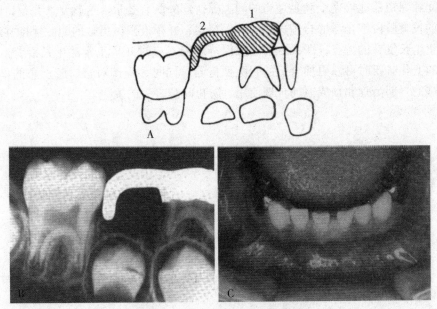

图4-3 远中导板式间隙保持器
A. 示意图；B. X线片；C. 口内戴用情况

（3）制作导板：导板水平的高度，以不接触对殆牙为宜。在模型上进行牙冠和导板的焊接、调磨。

（4）临床安装：来院复诊时，拔除第二乳磨牙，压迫止血后，试戴已消毒好的远中导板式间隙保持器：摄X线片，确认插入后的远中导板与第一恒磨牙及第二前磨牙牙胚的位置关系。有必要的话进行调整，在位置关系正常的情况下，用黏接剂黏戴于第一乳磨牙牙冠上。

3. 存在问题　远中导板式间隙保持器制作复杂，角度难以准确掌握。常会引起口内及黏膜下感染，患儿及家长合作也存在一定问题。保持器远中端角度不合适，常会引起恒牙胚的创伤，目前临床上常采用待第一恒磨牙萌出后，再展开已缩窄的间隙。

（六）间隙恢复

由于乳牙的龋损和早期缺失，引起牙弓周长缩短，第一恒磨牙近中移位，此时常常需要推第一恒磨牙向远中移动，使第一恒磨牙回到正常位置，从而恢复丧失的间隙，以利于恒牙列的整齐排列。

间隙恢复需要了解牙齿移动有关的生物力学知识，间隙恢复装置可采用口外或者口内的矫治装置，常用的有口外弓矫治器和口内固定矫治装置，患儿配合好支抗满意的情况下也可采用活动的间隙扩展装置。

三、进展与趋势

乳牙邻面的龋坏乃至乳牙早失可以造成间隙的改变，对牙齿咬合的发育造成影响。对发育中的牙列进行间隙管理，是儿童口腔科的重要任务之一。对于早失的乳牙可以采用间隙保持器保持现有的间隙，目前通常使用的间隙保持器各自有其使用的适应证和优缺点，目前还没有一种间隙保持器能够完全满足理想的间隙保持器的所有要求。这就要求儿童口腔科医师根据患者的发育阶段综合考虑合理选择间隙保持器，并积极探讨更佳的间隙保持方法。同时要考虑儿童生长发育的特点，所采取的间隙保持装置不应对儿童正常的生长发育造成影响，随着发育的变化必要时可以更换合适的间隙保持器。同时，强调对于口腔疾患的早期治疗，例如邻面龋的早期治疗和预成冠的合理使用，防止间隙丧失的发生。

第五章

乳牙列和混合牙列的早期正畸治疗

儿童处在生长发育的活跃阶段，这段时期内由于功能紊乱或者替牙障碍等因素均可影响牙、颌、面的正常发育。及早发现并适时地去除影响发育的致病因素，矫治可能或已经发生的错𬌗畸形，诱导牙列向正常功能形态发育，是防治牙列咬合紊乱的重要措施。

第一节　咬合情况的检查

合理的治疗基于全面的检查和正确的诊断。因此，全面了解患儿的状况，进行详尽的检查非常重要。

一、问诊

1. 主诉　需要明确患者的主诉，了解患儿及家长最关注和最迫切希望解决的问题。
2. 既往病史　询问患儿有无全身疾病，询问孕期母亲的身体状况，患儿出生时及出生后患病情况、出生后的发育情况。根据出现的咬合问题，询问婴幼儿时期的喂养方式，牙齿替换中有无出现问题，有无口腔不良习惯等。
3. 家族史　许多错𬌗畸形有家族遗传倾向，所以询问家族史非常重要。询问了解患儿父母及亲属有无相似的咬合异常情况，必要时可进行检查。

二、临床检查

（一）面部检查

1. 正面观　面部双侧是否对称，面上、面中、面下 1/3 的比例是否协调。

2. 侧貌形态

（1）侧面观患儿为直面型、凸面型或凹面型；为正常型、低角型或高角型。

（2）检查口唇闭合是否自如，有无开唇露齿。

（二）口内检查

（1）患儿所处牙列发育阶段：是乳牙列、混合牙列还是恒牙列。

（2）牙弓近远中向及垂直向关系

1）磨牙关系：是中性关系、远中关系还是近中关系。

2）尖牙关系：是中性关系、远中关系还是近中关系。

3）前牙覆盖：是否正常，有无深覆盖。

4）前牙覆𬌗：是否正常，有无深覆𬌗或开𬌗。

（3）牙弓的宽度关系有无后牙反𬌗或后牙锁𬌗。

（4）检查牙列有无拥挤及拥挤的程度。

（5）检查上下牙弓中线与面部中线是否一致。

（6）检查有无唇系带附着过低，舌系带过短问题，有无腭盖高拱。

（7）检查有无牙齿数目、形态、结构及萌出异常，有无牙周问题和颞下颌关节问题。

三、X 线检查

1. 全口曲面体层 X 线片　观察乳恒牙发育的整体状况和牙齿替换状况，了解有无牙齿先天缺失，有无多生牙的存在，有无牙根畸形和吸收，有无牙齿异位或阻生。

2. 根尖片　全口曲面体层 X 线片由于有些部位组织结构重叠较多，影像可能显示不清，可加照根尖片显示细节情况。根尖片上既可观察乳牙牙根吸收程度及继承恒牙牙齿发育状况，也可显示多生牙、缺失牙、阻生牙及牙体、牙周、根尖周病变等情况。

3. X 线头影测量片　通过对 X 线头颅定位照相所得的影像进行测量，对牙颌、颅面上各标志点描绘出一定的线、角进行测量分析，从而了解牙颌、颅面软硬组织结构的关系，为牙颌、颅面检查提供极为重要的检查手段和诊断依据。

4. 锥形束计算机体层摄影（cone - beam computed tomography，CBCT）　简称锥形束CT，CBCT 相对于传统 CT 具有空间分辨率高和辐射剂量小等优点。在确定阻生牙或多生牙的三维空间位置方面具有独特的优势，还可用于颅面牙颌的三维结构重建。

5. 手腕骨 X 线片　通过观察手腕部各骨的钙化程度，判断患儿的生长发育状况，帮助确定开始治疗的时机。

四、模型记录

石膏模型可以记录治疗干预前的原始状态，有利于对比观察治疗过程中及治疗后牙弓的变化情况。模型上可以检查记录上下牙列的关系是否协调，牙弓拥挤度情况，咬合高度情况，牙齿的倾斜度等。

五、面𬌗照相

可以记录治疗前、治疗中、治疗后的各种变化。面部照相一般需拍摄正面像、正面微笑像和侧面像；口内照相一般需拍摄正中颌位时的正面像、左右后牙区的侧位像，以及开口时上下牙的𬌗面像。

第二节　前牙反𬌗

前牙反𬌗俗称"地包天"或"兜齿"，是我国儿童中较为常见的一种错𬌗畸形。国外文献报道白种人乳前牙反𬌗的患病率为4%左右，北京大学口腔医学院的资料报道乳前牙反𬌗的患病率为8.1%左右，约为白种儿童的2倍，与日本人种接近。

一、临床表现

乳前牙反𬌗可表现为个别前牙及多数前牙反𬌗。个别前牙反𬌗是指单个或者 2 个牙齿的反𬌗，常常是牙列拥挤的一种局部表现；多数前牙反𬌗指 3 个以上的上颌前牙与对𬌗牙呈反𬌗关系（图 5 - 1）。

前牙反𬌗按照发病机制又可分为牙源性、功能性和骨性反𬌗。牙源性前牙反𬌗多由于牙齿错位、牙轴不正所致，常常与牙列拥挤有关；功能性反𬌗是指上下颌骨大小基本正常，下颌功能性前移导致的前牙反𬌗；骨性反𬌗则是由于上𬌗骨发育不全或下颌骨发育过度，或者二者皆有，导致前牙反𬌗、磨牙呈近中关系。

个别恒前牙反𬌗可能是局部异常所致，一旦发现，大多数病例须立即进行治疗。否则，延误治疗时机，往往导致一些复杂的并发症，如牙弓长度丧失。反𬌗还可引起𬌗创伤（图 5 - 2），常常合并下切牙唇侧牙龈退缩和牙周袋的形成；在受累的中切牙唇侧面，也多有一些不易发觉的磨耗面。

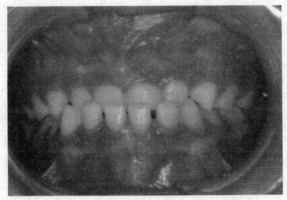

图 5 - 1　前牙反𬌗

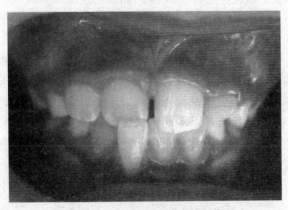

图 5 - 2　前牙反𬌗造成𬌗创伤

二、病因

(一)遗传因素

前牙反𬌗有明显的家族倾向,将近一半的前牙反𬌗患者,一至三代的血缘亲属中有类似错𬌗存在。前牙反𬌗也可以是综合征的表征之一,例如 Down 综合征、颅骨锁骨发育不全等。

(二)全身性疾病

1. 佝偻病、垂体功能亢进 等疾病可导致下颌前突畸形。

2. 呼吸功能异常 当患者患有慢性扁桃体炎、腺样体增生或肥大时,为保持呼吸道通畅和减小压迫刺激,舌体常向前伸并带动下颌向前,形成下颌前突、乳前牙反𬌗。

(三)先天性疾病

先天性唇腭裂是前牙反𬌗的重要病因之一,前牙反𬌗或全牙列反𬌗是此类疾病伴发的最为多见的一类错𬌗畸形。其他一些先天性疾病也可以是乳前牙反𬌗的病因,例如先天性梅毒可引起上颌骨发育不足,先天性巨舌症可造成下颌骨过大等。

(四)后天因素

1. 乳牙期局部障碍 乳前牙外伤可能引起正在发育的继承恒牙牙胚位置改变,萌出后发生反𬌗;由于外伤或龋齿导致乳牙牙髓坏死,引起乳牙脱落延迟,恒牙萌出位置异常;无牙髓的乳牙常常不能发生正常的牙根吸收,也会引起发育过程中的𬌗关系异常。

乳尖牙磨耗不足可能产生早接触。由于乳牙期𬌗关系不稳定,颞下颌关节形态未发育完成、可动范围大,任何原因造成的早接触及𬌗干扰很容易引起下颌运动路径的改变,形成乳前牙反𬌗或者前牙及一侧后牙反𬌗。

乳磨牙邻面龋导致牙冠近远中径减小,邻近牙齿位置发生改变,形成早接触及𬌗干扰,造成咬合关系的不稳定。

乳牙早失对𬌗的发育影响较大。尤其当多数乳磨牙早失时,迫使患儿多用前牙咀嚼,下颌则可能逐渐向前移位,日久形成下颌前突,乳前牙反𬌗。

2. 吮吸功能异常 婴儿出生后即有吮吸动作,这是婴儿赖以生存的一个基本条件。婴儿出生时,下颌处于远中位置,借助哺乳来调整,若为母乳喂养,能给下颌以适当的功能性刺激,可以使下颌从远中向前调至中性位置。若为人工喂养,可由于奶瓶位置及喂养姿势不正确,或橡皮奶头大小不适,使婴儿下颌前伸过度,造成下颌前突畸形。

3. 口腔不良习惯 下颌前伸、咬上唇等口腔不良习惯可造成乳前牙反𬌗。

此外,下述情况常常引起前牙区个别牙反𬌗:①多生牙导致恒切牙位置发生扭转和舌向移位。②牙弓长度不足通常引起上颌侧切牙舌向萌出,于是发生前牙反𬌗。

三、治疗

乳前牙反𬌗的病例中,牙源性和功能性反𬌗比较常见,针对此类反𬌗目前提倡积极早期矫治。此期的治疗目的在于去除咬合干扰,恢复下颌正常咬合位置,解除前牙反𬌗,促进上颌骨的发育,避免畸形发展严重,增加将来正畸治疗的难度。一般在 3～5 岁,患儿能够配合的时候进行矫治,短时间内可以取得良好的治疗效果。

（一）调磨乳尖牙

适用于由于乳尖牙磨耗不足造成的前牙反𬌗。在消除咬合干扰后，有些前牙反𬌗可自行纠正。

（二）舌板咬撬法

通过使用木制窄条舌板，对于在牙齿萌出初期出现轻微反𬌗症状的患儿，咬撬法常常能够在短时间内奏效。而如果牙齿已经完全萌出，咬撬法常常不能取得理想的治疗效果。咬撬法的实际操作效果与患儿及家长的合作性密切相关。

咬撬法的正确方式是：将舌板放在反𬌗牙的后面，以下颌颏部为支点对患牙施以唇向压力。每次至少5min，间隔1h以上再次施力，每天开展的次数越多越好。

（三）下颌斜面导板

1. 适应证 ①多颗切牙反𬌗。②牙齿排列整齐。③反覆𬌗较深（戴入斜面导板后，后牙脱离接触，有抬高后牙的作用，若覆𬌗较浅，易形成前牙开𬌗）。

2. 治疗方法 一般采用下颌尖牙间联冠式斜面导板（图5-3），应用玻璃离子水门汀黏戴于下颌前牙。斜面导板与下颌切牙长轴成45°的倾斜度。儿童在咀嚼闭合吞咽时，斜面导板引导上颌切牙唇向移动。戴用斜面导板时，后牙离开2~3mm。戴用后每周复诊检查，逐次调磨降低斜面斜度。有时可配合使用2×4技术或者𬌗垫舌簧活动矫治器。

斜面导板长期戴用会使后牙升高，形成前牙开𬌗。斜面导板戴用时间一般为2周左右。如果超过1个月仍无明显改善，应及时更换其他类型的矫治器。

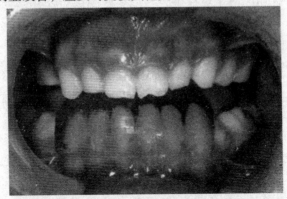

图5-3 下颌斜面导板

3. 注意事项 戴用斜面导板时，应告知家长避免牙齿外伤，可适当限制儿童的活动，防止击打和摔倒时，黏戴斜面导板的下切牙出现移位或脱出。由于患儿只能用切牙咀嚼，应嘱患儿进软食。

（四）上颌𬌗香簧活动矫治器

1. 适应证 ①前牙反𬌗。②上颌前牙牙轴呈舌向或直立。③前牙反覆𬌗不深（𬌗垫有压低后牙、升高前牙的作用，戴用时间久可增加前牙覆𬌗）。④牙弓内可放置足够的固位装置。

2. 治疗方法 取上下牙弓的印模灌制石膏模型。令下颌后退至上下前牙对刃位，取该位置的𬌗蜡记录，在石膏模型上制作矫治器。矫治器以上颌Hawley保持器为主体，同时附加𬌗垫和双曲舌簧（图5-4）。𬌗垫的高度以脱离前牙反𬌗的锁结关系为宜，双曲舌簧的弹簧平面应与上切牙长轴垂直。

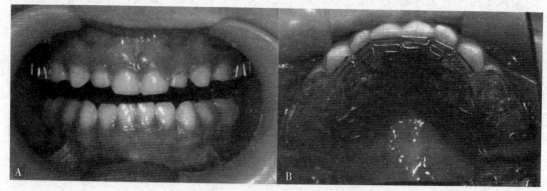

图5-4 上颌𬌗垫舌簧活动矫治器
A. 戴用正面像；B. 戴用𬌗面像

戴入矫治器后，下颌自然处于后退位，前牙为对刃状态，解除上前牙唇向移动的阻碍。矫治过程中，打开舌簧1~3mm加力，推动上前牙向唇侧移动。

每2~4周复诊加力，舌簧加力不宜过大，特别是年轻恒牙和外伤牙。一旦反𬌗关系解除，建立正常覆盖关系，就应逐次磨除𬌗垫。建立正常覆𬌗后无需保持。

患者积极配合、认真佩戴矫治器对治疗极为重要。除刷牙清洁时取下之外，其他时间都应佩戴，特别是行使咀嚼功能时不要摘下。当反𬌗解除后应注意调整上下乳前牙的咬合早接触点。

（五）局部固定矫治器（"2×4"）

4个切牙粘贴托槽，2个磨牙粘贴带环，组成了"2×4"矫治器（图5-5）。有时在儿童不配合、活动性矫治器难以奏效的情况下，固定矫治器更能显示其优势。

使用"2×4"固定矫治器时，如果反覆𬌗浅（2~3mm），不影响托槽的粘贴，通常可不做后牙𬌗垫，原因是镍钛丝在排齐牙列过程中，由于矫治力施于反𬌗牙上，上下前牙接触会产生疼痛不适，患儿会主动避免咬紧牙齿，从而消除反𬌗锁结关系，反𬌗常常随着牙齿排列整齐得到矫治。

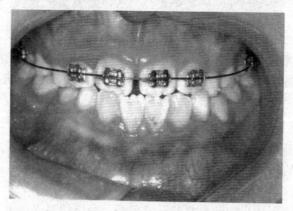

图5-5 "2×4"固定矫治器

如果反覆𬌗深（>3mm），可在后牙𬌗面直接堆放玻璃离子水门汀，与对颌牙咬合出𬌗面解剖形态，防止咬合时对𬌗牙对托槽的碰撞。随着反𬌗牙不断唇向移动，可以逐步调磨后牙的水门汀𬌗垫高度，直至完全磨除。也可以配合使用树脂材料制作的活动性𬌗垫，后者更适合于长期佩戴。

（六）上颌前方牵引

对于上颌骨发育不足所致的前牙反𬌗，在适当的发育时机采用上颌前方牵引治疗，可以取得明显的矫治效果。

四、注意事项

进行反𬌗矫治前需向家长交代早期矫治的目的，随着儿童的生长发育，反𬌗有复发的可能性以及需要二期正畸矫治甚至颌面外科手术的可能性。若患儿存在顽固的下颌前伸等不良习惯，需告知家长去除这种不良习惯的重要性，以及不良习惯对保持矫治后效果的影响。

反𬌗纠正后，需要注意检查乳尖牙有无咬合过紧或者磨耗不足的情况，视情况进行调整。矫治完成后若覆𬌗深度理想，则可不需保持；若覆𬌗较浅或个别牙齿有舌向复位的可能性，需继续戴用矫治器保持治疗效果，使矫治后的前牙位置稳定。

第三节　后牙反𬌗

后牙反𬌗（posterior crossbite）是指在正中𬌗位时上后牙颊尖咬在下后牙颊尖的舌侧。反𬌗可以是个别牙反𬌗，也可是单侧或双侧后牙的反𬌗。多数后牙反𬌗常造成上颌发育受限，形成上牙弓狭窄。单侧多个后牙反𬌗可使面部不对称，下颌偏向反𬌗侧。后牙反𬌗还可合并前牙反𬌗，可影响咬合功能、颌面部发育，影响颞下颌关节健康。

一、临床表现

后牙反𬌗可分为：牙源性反𬌗、功能性反𬌗以及骨性反𬌗。

1. 牙源性反𬌗　仅为一颗或几颗后牙倾斜萌出所致，而基骨位置正常。常见于替牙期上颌牙齿的腭向萌出和（或）下颌牙齿的颊向萌出引起的后牙反𬌗。长期吮指习惯可引起上颌牙弓变窄，引起后牙反𬌗。

2. 功能性反𬌗　是患儿为了避开功能障碍引起的不适，下颌侧移达到舒适位置而发生的反𬌗。偏侧咀嚼习惯如一侧深龋，只能用另一侧咀嚼，导致长期一侧后牙失用（废用），可以引起对侧后牙的反𬌗；再如长期有一侧托腮的习惯，对一侧下颌产生不正常的压力，可使下颌逐渐偏向另一侧，也可引起另一侧多数后牙牙𬌗。

在下颌息止𬌗位时，功能性反𬌗的上下颌中线是一致的，而处于功能咬合位时，下颌却发生了偏移。模型检查也可发现，上下颌牙弓是对称的。

3. 骨性反𬌗　由于上下𬌗骨间宽度发育的不协调，上颌发育过窄，下颌发育过宽造成。例如唇腭裂患者，上颌及上牙弓宽度发育不足，常有双侧后牙反𬌗。

二、治疗

乳牙期和替牙期较为严重的后牙反𬌗需要及时进行矫治，避免影响颌面部的正常生长发育。早期矫治能够获得较好的功能及美观效果，可以减少后期正畸治疗的复杂性。

（一）后牙反𬌗的矫治时机

如果患儿能够很好配合，乳牙期就可进行后牙反𬌗的矫治。如果就诊时第一恒磨牙即将萌出，可以等到第一恒磨牙完全萌出后一并进行治疗，这样可以更好地判断和矫治后牙反𬌗。乳磨牙早失可能导致需要推迟治疗计划，直到混合牙列晚期或恒牙早期有足够的基牙条件时再开始治疗。

恒牙期个别后牙的反𬌗一般不需要单独进行矫治，可以与其他错𬌗畸形在综合矫治中同时解决。

（二）矫治方法

首先应消除病因，如戒除不良习惯、对有干扰的乳尖牙进行调磨等。然后根据情况选择不同的矫治方法。

1. 交互牵引治疗技术

（1）适应证：上颌个别牙舌向错位或过度颊向错位引起的反𬌗或正锁𬌗。

（2）矫治方法：上下颌后牙分别放置带环或粘贴托槽，用橡皮圈进行对颌牙齿的交互牵引，建立正常后牙咬合关系。必要时可做𬌗垫，解除上下牙齿的锁结关系。若间隙严重不足，可能需要进行片切或间隙开展。

上颌牙槽基骨多为网状骨，所以上颌牙较易作颊向、舌向移动，下磨牙根分岐骨质致密，较难发生倾斜移动，所以下颌牙齿常选做支抗牙。若下颌牙齿要作倾斜移动，一定要准备足够支抗，才能产生牵引效果。

2. 活动性上腭扩展矫治器

（1）适应证：用于乳牙及混合牙列期多数上后牙腭倾反𬌗的矫治。

（2）矫治方法：在活动矫治器腭中缝部位，相当于第二乳磨牙齐平处埋入螺旋扩弓装置。该矫治器每周加力2次，每次加力旋转扩大器半圈，即0.5mm的扩展距离，患者可以在家中自行加力。当建立正常后牙覆盖后，使用原矫治器保持3~6个月。活动性矫治器需要患儿有良好的依从性，能够合作佩戴。

3. 同定式上腭扩展矫治器　同定式上腭扩展矫正器的种类较多，能够有效治疗乳牙列及混合牙列的后牙反𬌗。

（1）W形腭弓矫治器：W形腭弓矫治器是用直径0.8~0.9mm的不锈钢丝制作"W"形的腭弓，焊接在上颌第一恒磨牙的带环上，适用于替牙早期年龄较小的患者。W形腭弓矫治器的优点是患儿能较好地合作佩戴，矫治效果明显。缺点是制作及黏戴困难，特别是要求双侧弓丝紧密贴合在反𬌗牙列舌侧缘，而又不损伤软组织。每月调整加力时，需摘除磨牙上的固位带环，加力后再黏戴。

（2）四角圈簧矫治器（图5-6）：四角圈簧矫治器的作用原理与W形腭弓矫治器相似，但作用力较W形腭弓矫治器柔和。

（3）带有螺旋扩大器的同定扩弓装置（图5-7）：临床上较为常用，通常在上颌第一前磨牙和第一恒磨牙上放置带环，通过腭杆连接为一个整体，中间与螺旋扩大器相连。在混合牙列早期，视牙齿替换情况，前部带环可放置于第一乳磨牙或第二乳磨牙上。加力时直接在口腔内旋转加力，加力方法与前面讲述的活动性上腭扩展矫治器相同。根据加力的方式可以分为快速腭开展和慢速腭开展。快速腭开展一般每天调节螺旋扩大器 2 次，每次 1/4 圈（每圈 1mm），连续加力 1~3 周。快速腭开展使磨牙更趋向于整体移动，通常会在腭中缝分离时在上中切牙间出现间隙。近年有学者提出慢速腭开展概念，是指相对快速腭开展而言，使用更缓慢的加力。一般隔天调节螺旋扩大器 1 次，每次 1/4 圈，约每周能获得 1mm 的开展量。以较慢的速度进行腭开展，能达到和快速腭开展同样的效果，但腭中缝组织能更好地适应，对组织的损伤小，且比快速腭开展效果稳定，并可获得更近于生理的反应。注意告知家长保管好加力钥匙，并在加力钥匙上系好安全绳，防止患儿误吞。

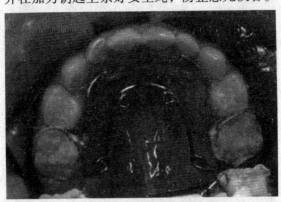

图 5-6　四角圈簧矫治器

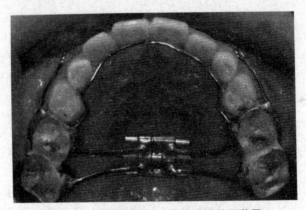

图 5-7　带有螺旋扩大器的固定扩弓装置

第四节　口腔不良习惯

一、吮指习惯

婴幼儿出现吮吸行为源于其对营养的生理需求以及对安全感的心理需要。吮吸行为分为两种：营养性吮吸和非营养性吮吸，前者指获取营养的行为如母乳或奶瓶喂养，而后者指为寻求温暖及安全感而吮吸手指、安抚奶嘴或玩具等。

非营养性吮吸习惯（finger or thumb sucking）形成于婴儿出生后的最初几个月，在 12 个月左右达到高峰。在 1 岁以内，几乎所有的婴儿都会有非营养性吮吸的现象。美国的一份研究结果显示：1 岁到 4 岁，吮指的发生率从 31% 降到了 12%。一般认为，出生后的最初 2 年，儿童有吮指动作是正常的，且大多数儿童并不会发展成吮指习惯。因此，家长直定期观察孩子的举止。如昊吮指动作逐渐减少，则不需紧张。相反，如果吮指习惯顽同、且不断加重，引起牙列和骨骼变化，则应予以重视，同时还要采取一些特殊的矫治方法来避免吮指习惯导致牙列发育异常：

（一）病因

吮指的病因不明，弗洛伊德的精神分析理论认为，吮吸在黏膜上会产生愉快的感觉。而随着儿童心理上的成熟，他们会趋向放弃这种习惯带来的愉悦。多数正常儿童在 2 岁或 3 岁时终止吮指习惯。如果看到有 5 岁或更大的孩子吮指，则可能是某种潜在的心理问题的表现。

吮吸不足理论认为，吸吮是婴儿与生俱来的欲望。当大量的吮吸需求没有被满足时，就表现出非营养性吮吸。有研究证实母乳喂养时间短与吮指不良习惯有关。另外，也有认为吮指与饥饿时寻求安慰、紧张焦虑、父母与孩子感情交流不够等因素有关。

（二）不良习惯造成的影响

吮指习惯持续会对牙列产生影响，造成错𬌗畸形，尤其是持续到混合牙列期时。吮指的压力可以造成上前牙前突、影响下前牙萌出，导致前牙深覆盖、前牙开𬌗。在后牙区可以造成上颌牙弓宽度减少以及后牙反𬌗，另外，腭盖高拱以及末端平面和磨牙关系改变也有报道。

吮指造成错𬌗畸形的类型与拇指或示指放置的位置、习惯的持续时间、强度和频率有关。研究表明，吮指习惯与Ⅱ类错𬌗的发生显著相关，而且持续时间越长，形成Ⅱ类错𬌗的可能性越大。在 6 岁以前终止这一习惯，其对咬合造成的不良影响通常是可逆的。

（三）治疗

吮指习惯的纠正一般分不同的年龄。

1. 一般认为 吮指习惯在 4 岁前停止，对咬合的影响很小，是暂时性的。因此，在 4 岁之前一般不加干预，主要是教育家长进行严密观察。

2. 4～6 岁之间 主要是采用语言教育、提醒或奖励的方法鼓励孩子戒除不良习惯。

（1）语言教育主要是告知孩子吮吸会造成牙颌面的改变，影响美观。

（2）提醒治疗是采用一些方法提醒孩子不要把手指放到嘴里。如将手指缠上胶布或绷带，或者戴用不分指的手套，在手指上涂苦味剂。一定要向孩子讲清楚这些只是提醒而不是惩罚措施。

（3）奖励方法是孩子和家长之间建立起一个约定，孩子在规定的时间内戒除不良习惯就会得到奖励。自制一份日历，若孩子一整天没有不良习惯，则在日历上贴上一颗小星星。在规定的时间段结束时，达到了约定的条件，则给予奖励，该过程中应不断地口头表扬鼓励孩子。

3. 6 岁以后若不良习惯持续 孩子确实有愿望希望戒除不良习惯，只是做不到，可以采用口内矫治器的方法，矫治器的使用不应造成痛苦，不应干扰咬合关系，它的功效只是起一个提醒器的作用。

通常可戴用腭栏（图 5-8），也可使用唇挡矫治器（图 5-9）。通过干扰手指放入口内及降低吮吸愉悦感来戒除吮指习惯。对于已经发生上牙弓缩窄的患儿，可以采用四角圈簧。矫治器的圈簧可以用来提醒孩子不要把手指放入口内。四角圈簧可以同时矫正后牙反𬌗和戒除吮指习惯。

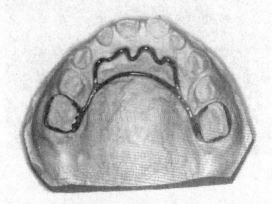

图5-8　腭栏矫治器

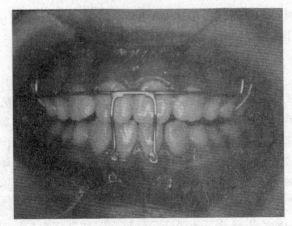

图5-9　唇挡矫治器

　　使用口内矫治器一般于3~6个月内可获得明显改善，然后需要继续保持6个月。矫治器的成功需要孩子的合作。开始戴用时会有发音和进食的不习惯，很快就可适应。

　　父母在矫治口腔不良习惯中的作用是很重要的。通常，家长会对不良习惯及其可能导致的后果表现出过分不安。这种焦虑会导致家长对患儿的责备和惩罚，进一步增加患儿的紧张情绪，从而加重不良习惯的发生。因此，在患儿克服不良习惯之前，创造良好的家庭氛围是必要的。

二、吐舌习惯

　　由于婴儿特有的生理解剖特点，婴儿在吞咽过程中，舌体位置是前移的，这种婴儿型吞咽持续到4~5岁才能转变为成熟的吞咽模式。因此对于儿童的吐舌现象不要轻易地看成是舌不良习惯。

　　一般认为顽固的吐舌习惯（tongue thrusting）与前牙开𬌗和上前牙前突有关。通常可以采用带有舌刺的上颌活动矫治器（图5-10）进行纠正。也可采用带有腭转轮的固定矫治器。

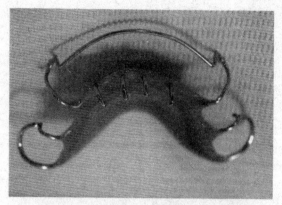

图 5 – 10　带有舌刺的上颌活动矫治器

三、异常唇习惯

以咬下唇最为常见，常伴有覆盖增加，上前牙前突，下前牙舌倾；可以采用带有唇挡的上颌活动矫治器进行干预。

四、磨牙症

磨牙症（bruxism）是一种非功能性的牙齿磨耗。通常发生在夜晚，如果症状持续时间过久，会导致乳牙和恒牙磨损。长期的磨牙症还可能导致牙周疾病或颞下颌关节异常。

磨牙症的原因还不清楚，一般认为有局部因素、全身因素和心理因素。局部因素理论认为磨牙症是对殆干扰或者口腔局部刺激的反应。全身因素包括肠道内寄生虫、过敏和内分泌疾病等。心理因素理论认为磨牙症是性格紊乱或压力增加的表现。

治疗时应针对上述病因一一进行排除。首先检查有无殆干扰，必要时可进行调殆治疗。同时应进行全身因素的检查以排除其他的全身性疾病。如果认为有心理因素的存在，可建议患者进行心理咨询和治疗。

口腔内可制作树脂软殆垫，防止牙齿进一步磨损，同时可缓解肌肉的紧张。有部分患者使用软殆垫后戒除了磨牙习惯，可能与肌肉张力得到缓解有关。但一些顽固的患者使用软殆垫后没有取得理想的效果。

五、口呼吸

口呼吸（mouth breathing）的病因有鼻咽腔的各种疾病，如鼻窦炎、鼻炎、鼻息肉、鼻甲肥大、咽扁桃体肿大等；频发的上呼吸道感染；呼吸道的过敏反应；上唇过短，闭唇困难等。

口呼吸的患者常常伴有上颌缩窄，后牙反殆；或前牙开唇露齿，上前牙深覆盖，甚至开殆等表现。

治疗应首先去除病因，治疗可能存在的呼吸道疾病；对于牙弓狭窄的患儿，可采用扩大牙弓的矫治方法；指导患者进行唇肌训练，必要时可配合使用前庭盾。

六、偏侧咀嚼习惯

发病原因包括：牙弓一侧有龋坏，甚至伴有牙髓及根尖周炎；乳牙早失，或其他疾患导致长期使用健侧咀嚼；乳尖牙磨耗不足，存在𬌗干扰，迫使下颌偏侧移动，并形成单侧咀嚼不良习惯；单侧颞下颌关节疾患；以及习惯性偏侧咀嚼。

治疗首先应去除引起偏侧咀嚼不良习惯的各种病因，如早期治疗龋坏、牙髓炎、根尖周炎等。教育患儿主动使用废用侧进行咀嚼，逐渐形成双侧咀嚼，纠正偏侧咀嚼不良习惯。对于早失的乳磨牙及时制作功能性缺隙保持器，对于恒牙早失应尽早修复。对症状顽固的患儿，可在废用侧进行功能训练，逐步恢复咬合功能。

第五节　牙齿萌出障碍

一、第一恒磨牙异位萌出

（一）临床表现

异位的第一恒磨牙近中边缘嵴阻生在第二乳磨牙的远中牙颈部下方。X线片显示，第二乳磨牙远中根近牙颈部位的远中根面有小的吸收区或有弧形的非典型性的根吸收区，第一恒磨牙近中边缘嵴嵌入吸收区。

（二）第一恒磨牙异位萌出的临床危害

主要是造成间隙丧失，牙弓长度减少。常常造成第二乳磨牙的早失，导致牙弓的不完整。

（三）治疗方法

（1）早期发现可以追踪观察判断是否为可逆性异位萌出。对于判断为不可逆性的异位萌出，应当积极治疗。

（2）如果异位的第一恒磨牙与第二乳磨牙间锁结不严重，第二乳磨牙的牙根吸收不严重，可采取分牙的方法解除锁结。可用的方法有：分牙𬌗、分牙簧、铜丝结扎。

（3）当第一恒磨牙与第二乳磨牙间锁结较为严重时，可采用腭弓式的矫治器推第一恒磨牙向远中，即制作上颌腭弓，在其舌侧焊接向远中的牵引钩，在第一恒磨牙的𬌗面或颊舌侧黏接舌侧扣，在牵引钩和舌侧扣之间应用链状皮圈加力，从而对第一恒磨牙施加向远中的牵引力。该种方法操作较为简单，对患者配合要求不高，痛苦小，只要在牙弓双侧有可用的支抗牙即可采用。

（4）在未能早期发现第一恒磨牙异位萌出，或者牙弓条件不满足上述矫治的情况，如果第二乳磨牙的远中根被完全吸收，而近中根完好，可采用截冠法诱导第一恒磨牙萌出。即在第二乳磨牙的近中根和腭根进行根管充填后，截除远中部分牙冠，修复剩余牙冠。此法仅为解除锁结，使第一恒磨牙能够萌出，但牙弓长度已经丧失，需要择期开展间隙。

（5）如果第二乳磨牙牙根吸收严重无法保留，可以拔除第二乳磨牙，采用口外弓推第一恒磨牙向远中。根据牙弓条件，也可采用固定矫治器或者腭弓式的矫治器推第一恒磨牙向远中，到达理想位置后，改做合适的间隙保持器。

二、恒尖牙异位萌出

（一）临床表现

恒尖牙的异位萌出可分为唇向异位和腭向异位，最常见的是上颌尖牙的唇向异位萌出。恒尖牙的近中唇向异位通常是由于牙弓长度不足。恒尖牙异位萌出时尖牙可以和第一前磨牙或侧切牙异位。异位的恒尖牙与侧切牙牙根较近时，有时会发生特发性的切牙牙根吸收，需要予以警惕。

应在 10～11 岁时通过临床和 X 线片检查筛选可能发生的上尖牙异位和阻生。临床检查应包括触诊尖牙区牙槽骨的颊侧是否存在尖牙的膨隆，可初步提示尖牙的位置。尖牙位置异常的其他临床表现有侧切牙牙冠过度远中和唇舌向倾斜。临床检查有尖牙异位或阻生的指征时，应进行 X 线片检查，包括评估尖牙的萌出路径、双侧位置的对称性、牙根发育情况、朝向相邻侧切牙和乳尖牙的方向，必要时进行牙齿的唇舌向定位。

（二）治疗方法

临床上应保护好乳尖牙，因为它是恒尖牙正常萌出的向导。其次及时治疗侧切牙和第一乳磨牙的根尖周病，也可防止恒尖牙位置的变异。

在发现上颌恒尖牙近中异位、X 线片上显示与相邻侧切牙牙根重叠的情况下，可考虑去除相邻的乳尖牙，以促使恒尖牙朝向更为远中和垂直的方向萌出。研究表明如果异位的恒尖牙与相邻的恒侧切牙重叠不超过侧切牙长轴的中线，拔除乳尖牙后尖牙自行萌出到正常位置的成功率为 85%～90%。如果重叠超过侧切牙的长轴，拔除乳尖牙后恒尖牙自行萌出到正常位置的概率有所下降。

拔除乳尖牙后需要定期复查，观察尖牙位置有无改善。必要时可能需要外科手术，或辅以正畸矫治。

三、中切牙之间的间隙

在混合牙列期，多数中切牙之间的间隙是由于尚未萌出的侧切牙和尖牙牙胚压迫中切牙牙根所致，当侧切牙和尖牙萌出后，间隙通常自动关闭。较大的中切牙之间的间隙常常由于多生牙、前牙形态过小、吮指习惯、唇系带附着过低以及切牙过突等造成。

需要分析造成间隙的原因并及时去除病因。当中切牙之间的间隙过大超过 4mm 时，可以考虑使用矫治器治疗，以改善牙列美观和为邻牙的萌出提供间隙。

拔除多生牙后，中切牙之间的间隙常常会自行关闭。某些过小牙可进行修复治疗，建立其正常的形态和大小，从而消除间隙。去除吮指不良习惯。对于唇系带附着过低的病例可以在唇系带手术之前将间隙关闭，以免手术瘢痕影响关闭间隙。切牙前突可以通过内收切牙来治疗。

四、多生牙及其伴随的错殆

（一）临床危害

多生牙常常导致正常恒牙发育和萌出障碍，表现为恒牙迟萌或阻生、牙根弯曲、牙齿移位或萌出方向改变。伴随的表现有乳牙滞留、邻牙扭转、牙间隙的出现等。多生牙还可造成邻牙异常的牙根吸收。

（二）治疗方法

临床发现或怀疑有多生牙时，需要拍摄 X 线片明确诊断，并确定多生牙的数目和位置。常用的 X 线片有根尖片、全口曲面断层 X 线片和 CBCT。

已萌出的多生应应及时拔除，以有利于邻近恒牙的顺利萌出并减少恒牙的位置异常。对于埋伏的多生牙，如果影响恒牙的发育、萌出及排列，在不损伤恒牙胚的情况下应尽早拔除。若不影响恒牙胚发育和萌出，可延缓到恒牙牙根发育完成后再拔除。去除多生牙后，当恒牙牙根发育大于 2/3 时，如果可能，建议暴露未萌的恒牙，提供萌出通道。手术中应去除迟萌恒牙切端 1/3 的骨和软组织，有时还需要配合正畸治疗获取足够的间隙并将牙齿排列到正确的位置。

五、异位萌出的恒侧切牙

恒侧切牙异位萌出常常会压迫乳尖牙的根部，形成乳尖牙牙根吸收，甚至导致乳尖牙早失。

如果乳尖牙缺失是单侧的，尚未发生中线偏移，可以制作间隙保持器，如制作舌弓式间隙保持器焊接支撑卡阻挡侧切牙的远中移动。若乳尖牙单侧缺失，伴有严重切牙拥挤，中线有偏移倾向时，为了排齐前牙，可拔除对侧的乳尖牙，然后放置舌弓防止中线偏移，这有利于将来全面的正畸治疗。

六、前牙的助萌

前牙迟萌阻生是儿童牙科的常见表现，常常需要采取助萌措施，但在采取治疗前需要明确导致牙齿迟萌的原因，进行全面的检查明确诊断，同时了解受阻恒牙的牙轴方向、牙根发育状况、牙根是否弯曲等情况。

治疗首先去除妨碍牙齿萌出的不利因素。由于乳切牙过早脱落，坚韧的牙龈组织阻碍恒切牙萌出者可在局部麻醉下，施行开窗助萌术，即切除受阻牙切缘部位增厚的牙龈组织，暴露整个切缘，牙齿即可很快萌出。由于牙瘤、多生牙或囊肿等阻碍牙齿萌出者，须手术摘除牙瘤等。必要时需要采用活动或固定矫治装置，外科手术暴露阻生恒牙后在牙齿表面粘贴托槽，逐步牵引出患牙。

弯曲牙由于冠根形成一定的角度，多数不能自行萌出。可通过手术翻瓣结合牙齿牵引复位，使患牙排入牙列的功能位置上。这种情况往往需要全面的设计。

七、进展与趋势

儿童口腔科已经从最初简单的充填治疗朝向全面的口腔健康防护发展。引导乳恒牙正常的替换，建立正常的恒牙列咬合关系，是儿童口腔全面健康防护的一部分。因此儿童口腔检查时应对咬合情况进行详细的检查和评估，以便及早发现影响咬合发育的致病因素。

对于影响咬合发育的致病因素提倡早期积极治疗，有些致病因素如不及时去除可能会造成颌骨发育受限，面部发育不对称等，长期发展会导致生长模式的改变，到了发育阶段的后期，鉴别诊断相对困难，增加了治疗的难度和复杂性。因此，早期识别并适时地去除影响正常生长发育的致病因素，采用预防性或者阻断性的矫治方法，治疗正在或已经发生的错殆畸形，诱导列向正常功能形态发育，是防治发育期牙列咬合紊乱的重要措施。

第六章

儿童牙外伤

第一节 冠折

冠折（Crown fracture）分简单冠折和复杂冠折。简单冠折（uncomplicated crownfracture）指的是牙冠折断牙髓未暴露的患牙，包括牙釉质损伤、牙釉质折断和牙釉质 – 牙本质折断。复杂冠折（complicated crownfracture）指的是牙冠折断牙髓暴露者。

一、简单冠折

（一）牙釉质裂纹

牙釉质裂纹（enamel infraction）是牙受外力打击后釉柱发生折断，其折断止于釉质内或达釉牙本质界处，但没有出现牙结构的缺损，又称牙釉质裂纹。

1. 临床特征　牙釉质裂纹细微，走向无一定规律，有水平方向或垂直方向，也有的呈细微杂乱的粉碎状（图6 – 1）。这些不同的表现可能与外力打击或撞击的大小、方向或撞击物体的形状有关。检查时，可借助于由切缘平行于牙长轴的平行光、垂直于牙长轴的垂直光或由舌侧透射至唇面的透射光进行检查，可看到清晰明显的釉质裂纹。

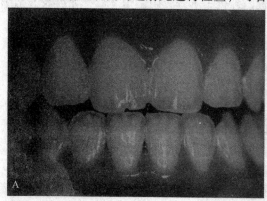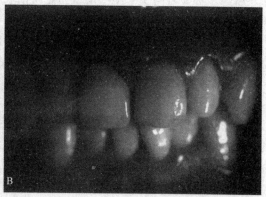

图6 – 1　牙釉质裂纹
A. 正常牙；B. 牙釉质裂纹

应考虑到的是牙受伤后即使仅有釉质裂纹的表现，但因牙齿受伤时牙周和牙髓组织也可能同时受到不同程度的损伤，从而出现牙周和牙髓组织损伤的症状，例如，咬合痛、叩痛与牙松动度的变化及冷热温度刺激的敏感症状等。

2. 诊断要点 借助于投射光的强度和方向变换可检查牙釉质裂纹。

3. 治疗原则 如下所述。

（1）通常不做处理。

（2）为防止食物或饮料色素，如果汁、可乐、咖啡等渗入损伤的裂纹中引起色素沉着，或细菌与毒素浸入裂隙并刺激牙本质，可采用复合树脂粘结剂、流动树脂等封闭釉质表面或用防护涂料局部涂敷。

（3）若釉质损伤伴有牙周、牙髓组织损伤并出现症状时应优先对症治疗。其中包括调合、制作全牙列殆垫，避免咀嚼使患者休息，尽早恢复。

（4）严密追踪观察，监测患牙牙周、牙髓状况，直至症状消失，或牙根继续发育为止。

（二）牙釉质折断

牙釉质折断（enamel fracture）又称单纯牙釉质折断，是指牙受外力打击后仅发生牙釉质的牙体组织缺损，其深度局限于牙釉质，而牙本质未暴露（图6-2）。

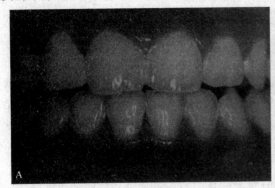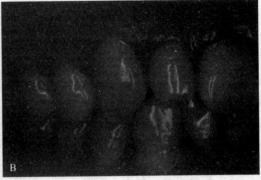

图6-2 牙釉质折断
A. 正常牙；B. 牙釉质折断

1. 临床特征 牙釉质折断常发生在牙的切角或切缘处，一般无明显症状，仅表现为断面粗糙，其粗糙面可磨损唇颊黏膜而感觉不适。有的釉质折断可伴发釉质裂纹，同时出现水平、垂直或粉碎状的细微纹络，借助于不同强度和不同方向的光线照射可查看到其中的纹络。此外，通过X线摄片检查，可显示牙冠损伤程度，牙缺损与髓腔关系。同时可显示儿童恒牙的牙根发育状况及是否有根折、根尖周组织是否有异常等。

牙受伤后，不论牙体组织是否有缺损，或缺损多少，其牙周和牙髓组织都有可能受到伤害，由此出现它们受损伤后的相应症状。

2. 治疗原则 如下所述。

（1）细小的釉质折断，通常不做处理。

（2）折断边缘锐利粗糙者，可适当进行调合及抛光。

（3）较大范围的釉质缺损，采用牙色复合树脂进行美学修复，并精细抛光。

（4）若釉质折断伴有牙周、牙髓组织损伤应随诊观察，待症状消失后再行牙冠修复，或及时牙冠修复后再随诊观察，一旦出现异常，再行治疗。

（三）牙釉质－牙本质折断

牙釉质－牙本质折断（enamel－dentme fracture）又称牙冠折断牙髓未暴露（crown－fracture withpulp－unexposure）（图6－3）。

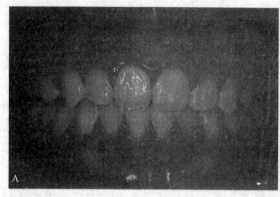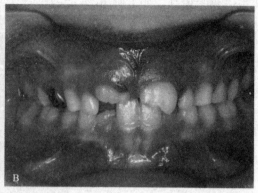

图6－3　牙釉质－牙本质折断

A. 正常牙；B. 牙釉质－牙本质折断

1. 临床特征　当牙釉质－牙本质折断或牙本质暴露后，常可出现以下症状。

（1）牙本质敏感症状或冷热温度刺激疼痛症状，其疼痛程度与牙本质暴露的面积和牙发育程度有关。若牙本质暴露面积越大，越接近牙髓，其刺激性疼痛的症状就越明显。

（2）儿童年轻恒牙外伤冠折暴露牙本质后，不论暴露面积大小，都可能出现刺激性疼痛症状。这是因为年轻恒牙牙本质较薄，距离牙髓组织较近；且牙本质小管较粗大，外界任何刺激都可能通过粗大的牙本质小管传至牙髓；此外，若牙本质暴露未得到及时治疗，除物理化学刺激外，细菌及其毒素也可通过牙本质小管侵入牙髓而引起牙髓病变出现其相应的症状。

（3）牙受伤时，牙周、牙髓组织也可能同时受伤，从而出现受伤后相应的临床症状。

2. 治疗原则　年轻恒牙髓腔大、髓角高、牙本质小管粗大，一旦牙釉质、牙本质折断，其治疗原则是保护牙髓避免外界刺激，恢复牙正常形态和功能。不论牙本质暴露多少，都应行护髓治疗或间接盖髓术，保护牙髓后再行牙冠修复（图6－4）。

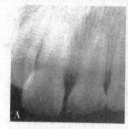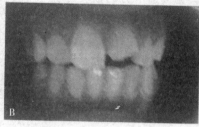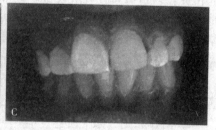

图6－4　简单冠折间接盖髓术（A、B、C）

（1）无明显牙周、牙髓组织损伤症状的患牙，可在断面护髓之后采用牙色复合树脂修复折断缺损处；或采用患者保存的牙折裂片和树脂粘结法，将折裂片准确复位并粘结于患牙的断端，恢复患牙的形态与生理功能。

（2）伴有牙周、牙髓损伤症状的患牙，在断面护髓之后暂时修复，同时进行调𬌗与松牙固定，或制作佩戴全牙列殆垫，待症状缓解或消失后再行牙冠修复。

（3）护髓治疗或间接盖髓术后追踪观察牙髓活力、根尖周变化及牙根继续发育状况，一旦出现异常则应采取相应的治疗措施。

二、复杂冠折

复杂冠折（complicated crown fracture）又称牙冠折断牙髓外露（crown fracture with pulpexposure），是指牙冠损伤造成牙体组织实质性缺损，包括牙釉质、牙本质的缺损及牙髓暴露。分牙冠的横折、斜折和纵折。不论何种冠折，折断后牙髓均已外露（图6-5）。

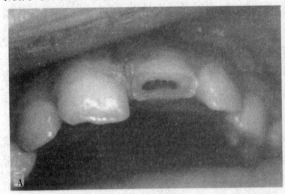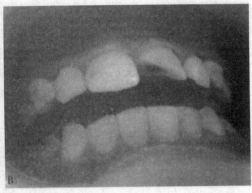

图6-5 复杂冠折（牙冠折断牙髓外露）（A、B）

（一）临床特征

由于牙釉质、牙本质折断并牙髓暴露，应有以下表现。

（1）暴露的牙髓呈粉红色，有的有血液渗出；有的牙髓发绀呈紫黑色为牙髓淤血；有的牙髓呈灰白色为牙髓缺血。

（2）牙髓暴露处有明显触痛和探痛，患儿不敢用舌舔患牙的露髓部位。

（3）冷热刺激极为敏感，甚至影响患儿进食。

（4）若露髓孔较大，而且露髓后未能及时就诊治疗，常见牙髓组织从露髓孔处增生形成牙髓息肉；若露髓后被感染，则可引起牙髓炎症甚至牙髓坏死、根尖周炎症。

（5）患牙可能有咬合痛、叩痛和松动度。

（6）X线片可显示牙冠缺损、髓腔暴露，同时可显示牙根发育状况，是否有根折或移位及是否有根尖周组织异常表现等。

（二）诊断要点

（1）牙外伤史。

（2）复杂冠折均可见明显的折断面或折断线，并可出现牙本质外露与牙髓外露现象，以及与此相应的牙本质敏感症状和牙髓外露的明显探痛与触痛等。

（3）X线片显示牙冠缺损、缺损与髓角相连及牙根发育状况、是否有根折和根尖周异常等。

（三）治疗原则

因生活牙髓是儿童年轻恒牙继续发育的基础，而且其牙髓组织血供丰富、抵抗能力和修复能力较强，故年轻恒牙冠折露髓后的治疗原则应是尽可能够保存生活牙髓，即使不能保存全部生活牙髓也应保存部分生活牙髓。其中具体治疗方案的确定则须依据患牙的牙根发育状况、牙髓暴露的大小、污染程度及外伤后的就诊时间等因素综合考虑。治疗方法有直接盖髓术、活髓切断术和根尖诱导成形术等。对于儿童牙根已发育完成的恒牙，可行去髓术，在完善的根管治疗基础上，采用牙色树脂或自体冠修复折断的牙冠。

1. 直接盖髓术（direct pulp capping）　是牙冠折断牙髓外露保存全部生活牙髓的治疗。适于外伤时间较短（2~3h），露髓孔不大（针尖大小或约为1mm）的患牙。

清洗断冠、覆盖盖髓剂，直接盖髓后采用牙本质粘结和牙色树脂修复，或自体断冠粘结修复，一次完成治疗，随后观察。但多数情况下是盖髓后暂时修复，定期观察，待露髓孔闭合后（需8~12周）再行牙冠修复，二次治疗可以避免外伤冠折露髓后诸多不确定因素对治疗效果的影响。例如，牙周、牙髓组织损伤对复杂冠折直接盖髓术疗效的影响。

2. 冠髓切断术（pulpotomy）　分为部分冠髓切髓术（partial pulpotomy）和全部冠髓切除术（full pulpotomy），是牙冠折断牙髓外露，保存部分生活牙髓的治疗：①局部麻醉，沿着露髓处或舌面窝开髓，磨去冠髓或部分冠髓；②生理盐水冲洗清创与止血；③立即覆盖氢氧化钙盖髓药；④基底材料，玻璃离子暂时充填观察。由于保留了部分生活牙髓，使未发育完成的牙根继续发育成熟。切髓术是儿童年轻恒牙冠折露髓的首选治疗（图6-6）。有研究报道，部分切髓术的成功率约90%，完全切髓术术后成功率约75%。

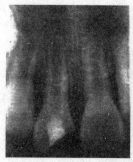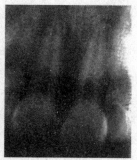

病例A

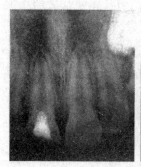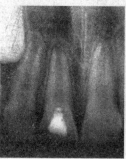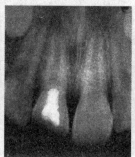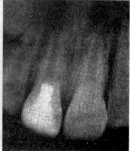

病例B

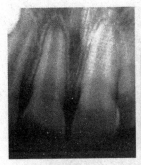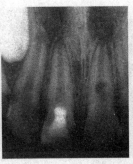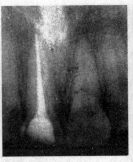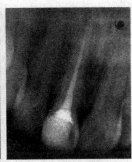

病例C

图 6-6　冠髓切断术（病例 A、B、C）

但是，各类活髓保存治疗的外伤牙，术后均有可能出现髓腔或根管的牙髓钙化变性。因此，为了中止术后所发生的持续钙变过程，尤其对需利用根管桩核进行冠修复的患牙，在牙根继续发育之后，须及时去除全部牙髓进行根管治疗，并及时采用牙色树脂修复缺损折断的牙冠，以保持外伤牙的三维间隙（图 6-7）。

3. 根尖诱导成形术　根尖诱导成形术（apexification）是针对根尖未发育完成的年轻恒牙，牙外伤后未能及时就诊，导致牙髓发生严重病变，甚至发生牙髓坏死并发根尖周炎症时的一类治疗。其治疗特点是在去除坏死牙髓并控制根管内感染和尖周炎症的基础上，经药物诱导，促使牙根继续发育或促使根端闭合。根尖诱导成形术的疗效和效果不仅取决于牙髓和根尖周病变的程度，而且取决于就诊时牙根发育程度和患儿健康状况。因此治疗较为困难，疗程较长（图 6-8）。若通过根尖外科治疗，虽可消除尖周炎症并可使根端闭合，但难以使牙根继续发育。而牙髓血管再生治疗，仅适用于根管尖端残留生活牙髓或牙乳头或无明显根尖周病变或尖周炎症消除的患牙，这样才有可能使牙髓血管发生再生，使之在根尖形成新生牙本质样的组织或牙骨质样的组织，使牙根继续发育，并封闭根端。

通过根尖诱导成形术使外伤牙牙根发育之后，再行根管充填与牙冠修复，恢复形态与功能，维系三维间隙。

4. 牙髓再血管化治疗（pulp revascularization）　是一种通过充分的根管消毒，使坏死牙髓组织成为无菌基质，然后刺激根尖出血，在根管内形成血凝块后进行良好的冠方封闭，以促进根管内新的类牙髓样组织形成，促使牙根继续发育，牙根延长、根管壁增厚的技术。它适用于年轻恒牙发生牙髓坏死的病例，结果取决于牙髓、尖周和牙周干细胞的分化能力。该技术近年才兴起，目前还在研究和探索阶段，迄今有不少散在的病例报道，但长期疗效有待观察。

5. 根管治疗术（root canal therapy）　是针对根尖发育完成的恒牙，牙外伤后牙髓暴露过大，不宜行牙髓保存治疗；或者由于牙冠缺损过大，需要借助根管固位修复牙冠而采取的一种治疗方式，具体治疗方法与步骤同成人恒牙根管治疗术。在完善的根管治疗基础上，借助根管桩或者髓腔加强固位，采用牙色树脂材料或自体断冠修复折断的牙冠（见图 6-5）。

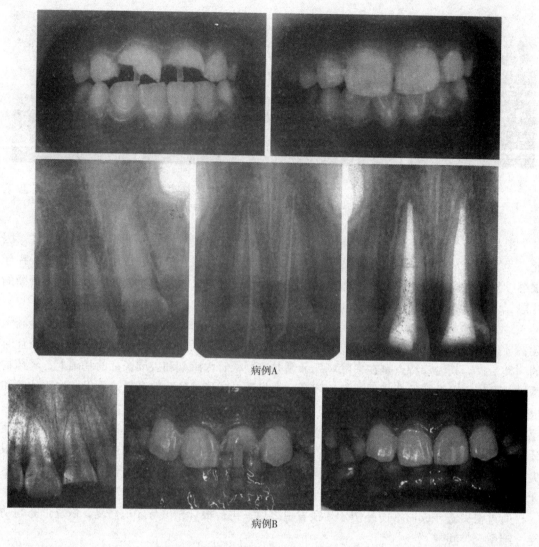

病例A

病例B

图6-7 复杂冠折的牙冠修复（病例 A，B）

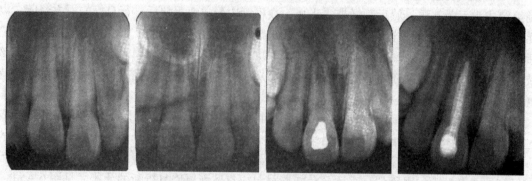

图6-8 根尖诱导成形术

第二节 冠根折

冠根折（crown - root fracture）是指牙受到外力作用后引起牙冠和牙根同时折断，即包括牙釉质、牙本质和牙骨质联合受损的一类牙外伤。其折裂方向有：起于牙冠唇面中部或颈部，斜至腭向止于舌面龈下的牙根部位，此为近远中向的横形冠根折；起于牙冠切缘纵向或斜向至根方，止于近中侧或远中侧的龈下，此为唇舌向的纵形冠根折。冠根折占恒牙外伤的5%，乳牙外伤的2%。

依据冠根折的复杂程度及牙髓暴露与否，临床上分为简单冠根折和复杂冠根折（图6-9）。

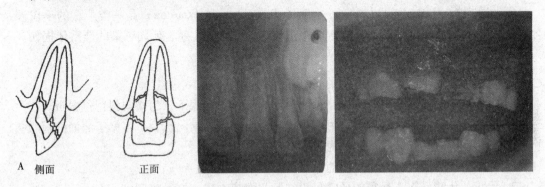

A 侧面   正面

图6-9 冠根折
A. 冠根折；B. 简单冠根折；C. 复杂冠根折

一、简单冠根折

简单冠根折（uncomplicated crown - root fracture）指的是牙冠牙根呈斜行的折断，牙髓未暴露或有微小的暴露，且根侧牙骨质折裂于牙槽嵴顶或牙槽嵴顶稍上方。

（一）临床特征

（1）折裂片松动，咀嚼时因折裂片松动而感疼痛。

（2）伴有牙龈撕裂、龈沟溢血，但一般没有或仅有轻微的牙周组织出血。

（3）牙髓未暴露或仅有微小暴露，探诊与温度试验敏感，可出现冷热刺激疼痛。

（4）X线片可显示牙冠牙根折裂或缺损，折裂至牙槽嵴顶或牙槽嵴顶以上，牙周膜腔无明显异常，牙根未发育完成或发育完成。

（二）诊断要点

（1）牙外伤史。

（2）以斜行冠根折为多见，即由牙冠唇面斜向舌面龈下的折裂线或折断面，牙髓未外露。

（3）X线片可显示折裂线，以及折裂线与髓腔及牙槽嵴的关系。

（三）治疗原则

因冠根折波及牙釉质、牙本质、牙周组织和牙髓组织，因而其治疗原则应是封闭暴露的牙本质小管，保护牙髓和牙周组织，恢复牙形态和功能。但由于冠根折的损伤程度差别很大，其治疗方法相差迥异。

（1）症状不明显、断端位于龈下 1~2mm 的，近髓或有微小露髓的患牙，去除松动折裂片，行间接或直接盖髓术，随即进行牙色树脂修复缺损部位，或行自体断冠粘结术。

（2）症状较明显、断端位于龈下 1~2mm、近髓或有微小露髓的患牙，盖髓术后用光固化玻璃离子或复合树脂暂时覆盖断面，保护暴露的牙本质和牙髓。松动者还需采用夹板固定，待症状缓解或消除后，再行牙色树脂修复或自体断冠粘结术修复缺损牙冠。

（3）折裂片已脱落、牙根未发育完成、症状明显的患牙，可行活髓切断术保存部分生活牙髓，待牙根发育完成再行根管治疗与牙色树脂冠修复。

二、复杂冠根折

复杂冠根折（complicated crown – root fracturewith pulp exposure）是一类严重的不仅涉及牙釉质、牙本质、牙骨质的牙折断，且牙髓暴露，可造成牙髓、牙周感染的严重牙损伤。

（一）临床特征

1. 牙冠　牙冠上有可以观察到的多种多样的折裂缺损。

（1）唇侧牙冠的近远中向折裂，舌侧牙冠的折裂斜向龈下，为横向斜行冠根折。

（2）唇、舌侧向的牙冠折裂均为由切缘纵形向根方的纵向折裂，多见于邻面的冠根折。

（3）既有横向又有纵向折裂，为纵横交错冠根折。

（4）碎片状的折裂，为粉碎性的冠根折。

2. 牙髓　牙髓暴露，暴露的牙髓呈粉红色，血液溢出，探触痛明显。

3. 折裂片　用器械摇动折裂片时，因刺激牙髓、牙龈而产生疼痛和出血。

4. 牙体　附着于牙体或牙龈上的牙折裂片可出现松动和移位，移位下垂的折裂片可产生咬合干扰，出现咬合痛与叩痛。

5. X 线片　X 线片只能确定唇侧折断部位，其舌侧折裂线往往显示不清，当采用不同角度摄取 X 线片时，则可查看到冠根折的根折部位。若为牙邻面的冠根折，X 线片可清晰显示其折裂线。

（二）诊断要点

（1）牙外伤史。

（2）复杂冠根折出现多种多样的折裂缺损，不论其折裂的程度和方向如何，是冠根的斜向、纵向折断还是粉碎性的折裂，牙髓均已暴露，探痛、触痛和咬合痛等症状均较明显。

（3）多角度摄取的 X 线片可查看到折裂线，折裂与髓腔及牙槽嵴的关系。

（三）治疗原则

复杂冠根折波及牙釉质、牙本质、牙骨质及牙髓组织和牙周组织，破坏牙周封闭并引发疼痛，其治疗在牙外伤中最为困难，且预后不确定。复杂冠根折的治疗原则应是控制炎症、缓解疼痛，并尽可能保护牙周组织和保留根部断端（或者整个牙），利用断根恢复牙形态和功能。对于儿童患者，复杂冠根折若不进行及时、有效治疗将会导致牙早失，继而影响颌骨发育，未来修复可能需要进行骨移植而增加手术风险和复杂性。虽然治疗方案有多种选择，但大都认为是临时性的治疗方式，如意向再植术治疗后牙的平均使用时间为（59.2 ±42.5）个月等。即便如此，由于其可以在青少年时期较好维持颌骨的发育与形态，为成年后进行牙种植创造有利条件。因此对于儿童患者，保存患牙并恢复美观和功能非常重要，保存治疗需要尽可能实施。

（四）治疗方法

1. 首先对残留牙根进行评估　通过 X 线片观察判断折裂线的位置，评估冠部断端是否必须拔除及残留牙根的可用价值，残留牙根的长度不能小于修复牙冠的长度，即两者比例至少为 1 ∶ 1。

2. 其次去除冠根折的折裂片，暴露龈下断端　如下所述。

（1）折裂断端位于牙槽嵴上，可行牙龈切除术及牙槽骨修整术，待牙龈愈合后，施行纤维桩树脂修复。

（2）龈下断端折裂过深，位于牙槽嵴下，应行根管 - 正畸牵引联合治疗，即做根管内牵引，将断根逐渐加力牵引出牙槽嵴上。牵引到位后，保持 3 个月以上，维持效果的稳定性，随后再进行牙的形态修复。

3. 去除冠根折的折裂片，进行外科手术复位　如下所述。

（1）局部麻醉下，用牙挺和牙钳将牙根挺松，拔出复位，其位置应使断面完全暴露在牙槽嵴上或牙龈上，采用缝线固定或弹性固定，使断根稳定于牙槽窝中，重建牙周组织，6 ~ 8 周后经牙髓治疗再行牙冠修复。

（2）局部麻醉下，将牙根挺松拔出后，并将牙根旋转 180°，即将舌面转向唇面后再复位置入牙槽窝内，使折断面位于牙槽嵴上，缝线固定或弹性固定，使断根稳定于牙槽窝中，重建牙周组织，之后进行牙髓治疗，桩核树脂冠修复（图 6 - 10）。

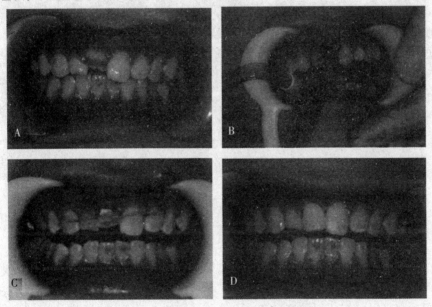

图 6 - 10　冠根折 180°旋转意向再植治疗
A. 初诊时；B. 牙根拔除；C. 牙根旋转 180°意向再植并固定；D. 桩核树脂冠修复

对于牙根尚未发育成熟的年轻恒牙，生活的牙髓和牙乳头是牙根继续发育不可缺少的组织。在外伤冠根折的年轻恒牙治疗中，若牙髓血供得以恢复，其组织可发挥使牙根继续发育的作用。为此，即使在进行根管 - 正畸牵引联合治疗或外科手术复位的过程中，也应尽量保存部分生活牙髓与牙乳头，待牙根发育成熟之后再进行根管治疗和牙冠形态与功能修复。但是，若牙外伤治疗后牙髓发生纤维化或钙化变性，或患牙出现疼痛、牙冠变色，则应及时采用根尖诱导成形术或根管治疗术，保留断根以备修复。

4. 拔除残留于牙槽窝内的断根　冠根折的折裂线过深，即深达牙槽嵴下的深处，即使牵引至龈上，其牙根长度也不能满足牙冠修复的需要。因冠根比例不足，所进行的牙冠修复是难以维持牙功能的，此类断根不能在永久修复中应用，只可拔除。

但是对于儿童患者，为了减少恒牙拔除后发生牙槽骨吸收而出现塌陷即影响牙槽骨的发育，可保留残留断根并对其进行根管治疗，随即在其上方制作功能性间隙保持器，从而为成年后牙修复，尤其是种植修复创造条件。

5. 根管内加桩修复　个别情况下，折裂线虽然累及牙髓、深达龈下，但牙冠完整、断端之间并没有显著移位，牙周组织创伤不严重、无明显的渗出，且患牙牙根已发育完成时，可通过冠部松牙固定防止冠部断端在受伤后移位，同时通过完善的根管治疗，并在根管内加纤维桩实现断端之间的再粘结，修复折裂的牙。术后应特别注意控制感染，并定期观察，直至尖周封闭形成（图6-11）。该法仅适用于个别病例，并且长期效果有待密切观察。

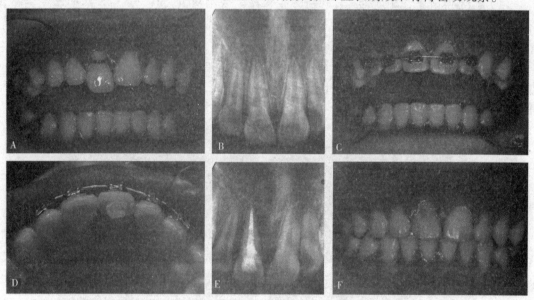

图6-11　冠根折根管内加桩修复

A. B. 初诊时口内照和根尖片；C. 复位后固定；D. 舌侧开髓，行根管治疗；E、F. 根管内加纤维桩断端再粘结1年后根尖片和口内照

6. 自体牙移植术（autotransplantation oftooth）　对于冠根折的折裂线过深，或者发生多发性、粉碎性折断，使得牙槽窝内断根长度不能满足牙冠修复的需要，而无法行桩冠修复的病例；如果此患者同时有牙列拥挤或预测将来牙列拥挤，需要拔牙矫正时，可以完整拔除冠根折的断根，并移植需要拔除的前磨牙至外伤冠根折牙的牙槽窝内，称为自体牙移植术。需要强调的是，该技术只适用于有限的病例，并且术前需制定详细的计划，包括对供体牙的选择做充分评估，对供体牙的形态修整，可能出现的风险与失败等。自体牙移植过程中供体牙的牙髓处理和移植后牙髓与牙周的预后取决于供体牙牙根发育程度、离体时间及术者的微创操作等，有关内容可以参阅本章第八节牙脱位性损伤中牙完全脱位部分。

第三节　根折

　　根折（root fracture）是指牙在突发外力作用下发生根部折断，它累及根部的牙骨质、牙本质、牙髓组织及根折平面的牙周组织等。成人根折较为多见，而儿童根折则多见于年龄较大的、牙根基本发育完成的牙。因为年龄较小的儿童年轻恒牙牙根短而粗，且牙槽骨骨质疏松，因而受伤后不易造成根折，而易造成牙撕脱或脱位。根折多见于上颌切牙，其致病原因多是摔倒或突然撞击。

一、临床特征

（一）根折的类型

　　通常，牙根折断是按其折裂线的部位区分的，即区分为根颈 1/3 根折、根中 1/3 根折及根尖 1/3 根折 3 种类型；也有按其折裂线（或折裂纹）位于牙槽内或接近于牙槽嵴顶来区分，分别称为深部根折与浅部根折；还有按折裂线方向区分，即分为水平根折、斜行根折和垂直根折，其中水平根折（root fracture of horizontalplane）可按其部位可分为根颈 1/3、根中 1/3 和根尖 1/3 根折等（图 6 - 12）。儿童多发生水平根折，以水平根折而分类，而斜行根折和垂直根折则多发生于成人的后牙。

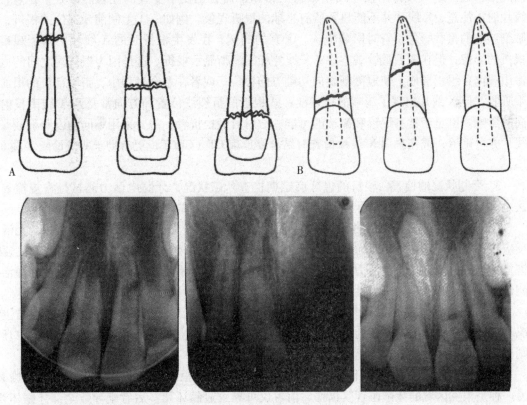

图 6 - 12　根折（A、B、C）

（二）根折的主要临床症状

根折后可出现牙齿松动、咬合痛和叩痛，有的患牙还出现牙冠伸长，且常伴发咬合创伤、冠折断端移位、龈沟出血、根部黏膜触痛等症状。症状的轻重与根折的部位有关，越近颈方的根折，症状越明显。接近根尖的根折，症状较轻或不明显。有的根折早期无明显症状，数日或数周后才渐渐出现不适，这可能是由于水肿或咬合使根折断端分离所致。

（三）根折的临床检查

1. 视诊、叩诊与松动度的检查　其特征与根折部位或类型有关。

（1）根颈1/3根折（the cervical third. fracture）：患牙移位，松动明显。可伴唇侧牙槽突骨折和牙龈出血、叩诊疼痛、咬合关系紊乱等。是牙根折断临床症状和检查体征最为明显的一类。

（2）根中1/3根折（the middle third fracture）：患牙轻度移位与松动，牙冠可向切端方向脱出，咬合和叩诊疼痛，可伴有龈沟渗血。

（3）根尖1/3根折（the apical third fracture）：患牙几乎不松动或轻度松动，但不移位，咬合时感不适，叩诊疼痛，可伴牙龈沟渗血，是牙根折断症状和体征最不明显的一类。

2. X线片检查　X线片是检查根折的重要方法，是诊断根折的主要依据，因在X线片中可显示根折的影像，将根折分成两部分或更多，根尖方向的断端保持在原位，冠侧断端的方向经常移位。故X线片不仅有助于根折的诊断，而且也便于复查的比较。但是，在观察X线片时需注意，X线片并不能显示所有患牙的根折现象。例如，①上颌前牙部位的根折，因解剖结构的重叠影像，有时影响辨认。②有的病例，在发生根折时的X线片中未能观察到根折的影像，但在随后继续观察中，X线片却能清晰显示根折。这是因为根折端之间的血液渗出或肉芽组织形成，使冠侧断端向切端方向移位；或者在愈合过程中，折裂部位的根面发生吸收，使X线片出现了清晰的折裂线；③根折的折裂线位置和方向常受到X线束投射方向的影响。以至于常有误诊和漏诊的可能。故对可疑根折者，需要采用不同角度照射数张X线片方可确诊；或在采用X线片检查时结合锥形束CT（CBCT）更有助于明确诊断（图6-13）。

3. 牙髓状况的检查　根折的患牙应定期检查牙髓状况，牙髓电活力测试是常规检查方法之一，通过测试可以发现牙髓是否损伤或坏死，但测试需注意以下几点。

（1）就诊时，牙髓电活力测试也许无反应，但几周后又可出现反应。据推测，无活力反应现象是因牙髓在外伤时血管神经受损伤所引起的"休克"所致，随其"休克"的逐渐恢复，可能再次出现牙髓活力反应。故此时不应急于进行牙髓治疗，因牙髓活力或牙髓活力测试的反应还有恢复的可能性。

（2）根折后是否发生牙髓损伤或牙髓坏死，主要受患牙受创的严重程度、断端错位情况和冠侧端的活动度等因素的影响。如果有明显的牙冠移位和（或）折裂断面暴露于口腔，则极有可能使牙冠部分的牙髓被撕裂而发生感染。

（3）根折后在两种情况下可发生牙髓坏死，一种是根折的断裂片之间的牙髓被撕裂；另一种是根尖区域的牙髓血管受损伤。前者仅可导致冠髓坏死，后者则导致全部牙髓坏死。故牙根折断是否发生牙髓坏死与牙受伤程度有关。

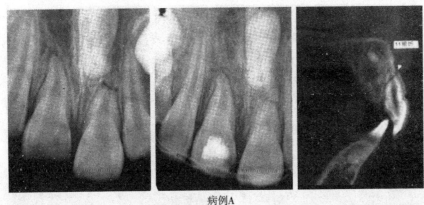

病例A

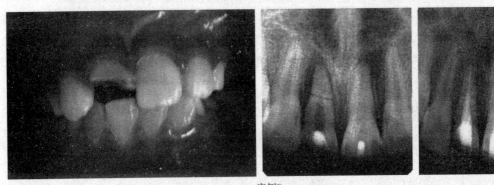

病例B

图6-13 根折的X线检查（病例A、B）

二、诊断要点

1. 根折后的临床特征　当牙根基本发育完成的儿童恒前牙，突然受到外力的撞击后，牙出现松动，咬合痛、叩痛及上述的其他临床表现。

2. X线片的显示　不同角度投照的X线片及不同时期的连续X线片显示的牙根折裂线是诊断根折的重要依据。若结合锥形束CT则更有助于确诊。

三、治疗原则

根折的治疗首先应是促进其自然愈合，因此其治疗原则与方法分别如下。

1. 尽快使断端复位　根折后，2个断面可能密合，也可能分离并出现不同程度的空隙，甚至当折断的冠方侧移位时还可出现错位。因此，应尽快使冠侧断端复位到原先位置以消除空隙，为根折的自然愈合创造条件。

2. 立即固定患牙　断端复位后应立即固定患牙，其固定方法较多，可根据外伤牙的创伤情况和诊室条件选择。例如，粘结树脂与牙弓夹板、粘结树脂与金属丝、正畸托槽方丝弓等。固定时间通常为4~8周，固定牙位应跨过患牙两侧的邻牙，共4~6个牙位。固定时应考虑维持邻牙的生理动度，故应采用半坚固固定或弹性固定（图6-14）。

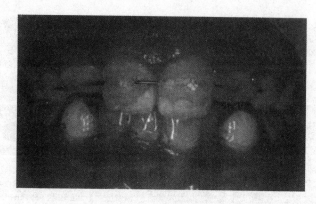

图 6-14　弹性夹板固定

3. 消除咬合创伤　在牙外伤的治疗中，消除咬合创伤是必不可少的。而对于牙根折断的治疗，在复位固定的基础上，为了促进其自然愈合，消除咬合创伤更为重要。适量的调磨是主要方法。制作佩戴全牙列𬌗垫，既可消除咬合创伤，又可使患牙得以保护，是有利于愈合的有效方法。

四、治疗方法

由于根折部位不同，其临床表现、损伤严重程度与预后不同。因而对于不同部位的根折，治疗方法差别较大。

1. 根尖 1/3 折断的治疗　如下所述。

（1）调低咬合：对一般症状较轻，几乎不松动，又无明显咬合创伤，不容易感染的患牙，只需调低咬合，不使用受伤部位牙咀嚼，定期观察。无须采用固定措施等其他治疗方式。

（2）弹性固定：对根尖 1/3 折断的同时出现牙半脱位、轻度松动但无移位、咬合不适、龈沟溢血等症状的患牙，应进行树脂粘结等弹性固定的方法，并定期观察牙髓、牙周组织状况和断面愈合情况。根尖 1/3 折断的病例在很多情况下是无须进行牙髓治疗的，其牙髓有可能出现修复并维持活力的。如果根折后立即进行根管治疗，常有可能将根管糊剂压入断端之间的间隙中，反而影响其修复。但若牙髓出现坏死时，则应尽快进行根管治疗术。

（3）根管治疗术或根尖切除术：对出现牙髓炎与根尖周炎症的患牙，应及时进行根管治疗术，或进行根尖切除术和根尖倒充填术，以保留折断冠侧部分。

2. 根中 1/3 折断的治疗　如下所述。

（1）复位、固定、调低咬合：当患牙松动明显，牙冠向切端方向移位、伸长、不能咬合时，应在局部麻醉下尽快复位，立即采用固定术将患牙固定 8~12 周，并调低咬合，制作全牙列𬌗垫，定期复查牙髓活力恢复情况及断端愈合与否。如牙冠断端发生错位，则在固定前应复位，复位固定后，每 2~4 周复查 1 次，检查夹板是否松脱，必要时更换夹板。

（2）根管治疗术与根管固位桩固定断端：复查时若牙髓已失去活力发生牙髓坏死，如断端已愈合，可行根管治疗并继续定期观察；如断端还未完全愈合，则在行根管治疗后于根管内插入合金根管固位桩或玻璃纤维桩以加强根折的固定；如断端的牙冠部分出现牙髓坏死，则只需对该部分进行牙髓治疗，并封入氢氧化钙类制剂诱导断端硬组织屏障形成，待硬组织屏障形成后，对冠部断端行常规根管治疗；根尖断端部分暂不处理，继续观察。

根中 1/3 折断的治疗以尽量保存患牙为原则。

3. 根颈 1/3 折断的治疗　如下所述。

（1）松牙固定 3 个月，观察：当根颈 1/3 折断与龈沟不交通时，其断面有可能出现自行愈合修复。

（2）拔除冠侧断端、根管治疗、冠修复：断裂处靠近牙颈部，松动明显，颈部断端移位，咬合关系紊乱。此时如牙根已发育成熟，可在局部麻醉下拔除折断的牙冠部分，保留牙根进行根管治疗，之后做桩核冠修复，或行根管桩加自体冠或树脂冠修复。

当根颈 1/3 折断并与龈沟交通时，其断面将不会出现自行愈合修复。如折断面位于龈下 1~4mm，断根不短于同名牙的冠长、牙周情况良好，可在局部麻醉下拔除折断的牙冠部分，并切除部分牙龈，磨去部分牙槽骨，使根面充分暴露，并使埋藏于软组织内的牙根相对延长，以便进行根管治疗与冠修复。

（3）拔除冠侧断端、根管治疗、根管-正畸牵引、桩核冠修复：若牙根颈部折断过低位于牙槽嵴下，可采用根牵引延长术或根管-正畸牵引术将断根逐渐加力牵出牙槽嵴外，之后行桩核冠修复（图6-15）。对牙根未发育完全的儿童牙，应行根尖诱导成形术并做简单义齿修复，保持间隙，待牙根发育完成之后，再行根牵引术与冠修复。

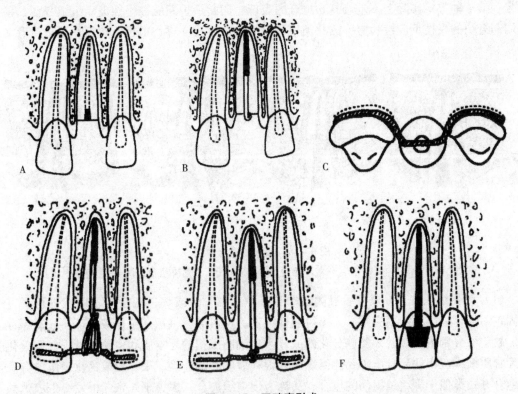

图6-15　正畸牵引术

A. 根颈 1/3 折断；B. 根管治疗后，根管内置桩钩；C. 唇弓预备；D. 弹力牵引；E. 固定结扎 2~3 个月；F. 桩冠修复

（4）牙槽内根移位术或牙根意向再植术：若牙根颈部折断过低，位于牙槽嵴下，可在局部麻醉下拔除折断牙冠部分，保留牙根进行根管治疗，磷酸锌水门汀暂封根管口。于唇侧

黏膜做弧形切口，翻开黏骨膜瓣，用骨凿去除根尖部位的牙槽骨骨壁，暴露根尖；牙挺挺松牙根，用牙钳将牙根断端拉至龈缘，并将凿下的牙槽骨置入根尖部的间隙中，以维持牙根的理想位置。缝合黏骨膜瓣，置牙周塞治药固定牙根。术后 2 周去除敷料，此时可制作义齿间隙保持器。术后 8～12 周再行桩核冠修复。

或者于局部麻醉下用牙挺和牙钳将牙根挺松，拔出复位，其位置应使断面完全暴露于牙槽嵴上或牙龈上。采用缝线固定或弹性固定，使断根稳定于牙槽窝中，重建牙周组织，6～8 周后经牙髓治疗再行桩核冠修复。

（5）拔除患牙：根折伴牙根松动或冠根联合折断的患牙，多须拔除。

五、根折的愈合方式及预后

1. 根折的愈合 根折的愈合是指根尖 1/3 和根中 1/3 折断后的愈合，其愈合的组织来源主要是从牙髓和牙周组织中获得，它们可以分别独立修复损伤的根面，也可同时向折裂间隙生长进行修复。其愈合方式有 4 种：钙化组织愈合、结缔组织嵌入性愈合、结缔组织－骨组织嵌入性愈合、炎性肉芽组织的长入等。第 1 种方式的愈合主要见于无错位和早期就进行了固定的患牙。第 2 种和第 3 种方式的愈合多见于根折后未做固定或未做咬合调磨的患牙。第 4 种方式实际上不是修复和愈合的表现，而是根折断端被慢性炎症组织分开，是一种局部组织的炎性反应性病变，故此类根折后的愈合方式又称为根折后的组织反应（图 6－16）。

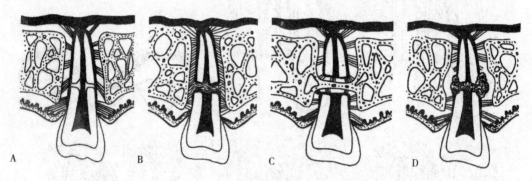

图 6－16 根折的愈合方式
A. 钙化组织愈合；B. 结缔组织嵌入性愈合；C. 结缔组织－骨桥愈合；D. 炎性肉芽组织长入

（1）钙化组织愈合：根折后冠侧断端几乎没有移位，或移位的断端早期就进行了复位与固定，且牙髓组织断面完整，无不可逆性损伤，还可继续供运牙髓血液循环使冠髓保存活力。故它可分别由断裂处牙髓侧分化的成牙本质细胞沉积的牙本质和由断裂处根面侧分化的成牙骨质细胞沉积的牙骨质等钙化组织将牙根和冠侧断端连接起来，形成钙化组织愈合。这种愈合方式类似于骨组织损伤的愈合，又称为硬组织愈合，多见于儿童牙根发育未成熟的年轻恒牙。但是有的患牙，由于牙髓腔内牙本质的逐渐沉积而发生髓腔钙化，从而导致髓腔的逐步缩小与消失。

（2）结缔组织嵌入性愈合：根折后冠侧断端轴向移位未能得到及时复位与固定，使断端间隙增宽，导致折断面的牙髓和牙周膜组织拉伸与撕裂，而后一方面形成血凝块并嵌入间隙，随之血凝块机化增生形成纤维结缔组织；另一方面，由牙髓和（或）牙周膜组织分化形成的纤维结缔组织也可长入间隙中，在非感染的条件下，使之充满纤维结缔组织而无硬组织形成。但是在嵌入结缔组织两侧的断端面上还有沉积而不出现联合的牙骨质，此类愈合称为结缔组织嵌入性愈合。

（3）结缔组织－骨组织嵌入性愈合：当发育未成熟的牙齿发生根折后，来源于牙髓和牙周组织的成纤维细胞与纤维结缔组织向断端间隙增生，并且在两侧的断端面上还有牙骨质沉积，致使根折的两侧断端面分别被纤维结缔组织和牙骨质包绕与修复。与此同时，若根折的间隙较宽，或因患牙牙冠部分继续萌出致间隙增宽，间隙两侧的牙槽骨还可长入间隙中，使根折两端由纤维结缔组织与骨组织分开，从而形成结缔组织－骨组织嵌入性愈合，又称结缔组织－骨桥愈合。

（4）炎性肉芽组织长入：根折后牙冠侧断端脱出、移位，牙髓、牙周膜撕裂，若有感染来源（如龈沟的感染源）则可造成冠侧断端的牙髓感染性坏死，根尖断端牙髓仍保持活力。此时，被撕裂的牙周组织在感染坏死组织的作用下，很快形成肉芽组织堆积在根折两侧断端之间，引起断端间骨质缺失与牙根吸收，牙冠断端更为松动。此类炎性肉芽组织的长入并非根折后的愈合形式，而是局部组织的炎性反应性病变。即便如此，还是可以再进行牙髓治疗的。如果再行冠侧端的牙髓治疗，还可促使折裂处牙周组织增生和硬组织沉积，使其达到结缔组织嵌入性愈合或结缔组织－骨桥愈合。

（5）X线片显示的修复形式：①看不到或几乎看不到折裂线；②断端间有狭窄的透射区；③断端边缘变圆钝，断端间可见到骨桥等。

2. 根折的预后　如下所述。

（1）根折的预后与其折断部位有关。根折部位越靠近根尖其预后越好。根折局限于牙槽内对预后是很有利的，若根折累及龈沟或发生在龈下时，常使治疗复杂而导致预后较差。

（2）根折的预后也与正确的复位、适宜的固定、适时的牙髓治疗等有关。除根尖1/3折断外，根折后根尖部分总是保持在原位，而冠侧断端通常移位，故正确的复位与固定对于促进愈合是必不可少的。

第四节　牙槽骨骨折

牙槽骨骨折（alveolar fracture）包含牙槽突骨折、牙槽窝骨壁骨折、牙槽窝碎裂及复杂牙槽骨骨折等。通常前三者与儿童牙外伤较密切，而后者因多并发颌骨骨折，在儿童牙外伤中少见，本文不多叙述。

一、临床特征

1. 牙槽突骨折（fracture of alveolar process）　如下所述。

（1）常是外力作用于牙与牙槽突所致。多发生于牙根发育成熟的儿童上颌前牙区，可单发，也可与上、下颌骨其他部位骨折同时发生。

（2）牙槽突骨折的骨折线贯穿牙槽嵴，可波及或不波及牙槽窝，其折裂线可起于牙颈部到根尖区或根尖区的任何位置。可以是线形骨折，也可以是粉碎性骨折（图6-17）。

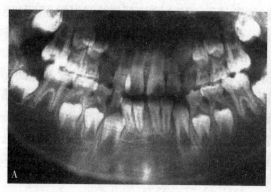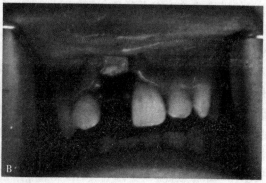

图 6 – 17　牙槽骨骨折

A. 牙槽突骨折；B. 牙槽窝骨壁骨折

（3）常伴有口唇、牙龈的肿胀、撕裂及牙齿的松动、折断或脱落。

（4）牙槽突骨折后，当摇动损伤区的牙时，可见邻近数个牙齿与骨折片一并移动，使整个区段的动度增加。当骨折片松动与移位明显时，移位的骨折片可引起牙的咬合错乱。

2. 牙槽窝骨壁的骨折（fracture of the alveolar socket wall）　当牙在突然外力作用下发生侧方移位，尤其腭侧方移位，则可造成牙槽窝骨壁的折断，其折裂片可移动、松动，牙龈可出现肿胀、撕裂与出血，外伤牙的咬合关系可发生改变等。

3. 牙槽窝碎裂（comminution of the alveolarsocket）　当牙受到突然外力作用后嵌入牙槽窝内并向根尖方向移位时，可造成牙槽窝碎裂，碎裂片松动、移位，牙龈也可撕裂、肿胀与出血。

4. 复杂牙槽骨骨折（complicated fracturesof alveolar bone）　在突然外力作用下造成牙槽突骨折同时还可能造成上颌骨或下颌骨的折断，不仅可以表现为面部肿胀、牙龈撕裂出血、牙齿松动、移位，而且可能出现咬合关系紊乱、开闭口受限等。复杂牙槽骨骨折实际上是颌骨骨折的一部分，颌面外科学中均有详细叙述，在此不多赘述。

二、诊断要点

（1）有明确的牙、颌骨与颌周损伤史。

（2）骨折区的口唇、牙龈组织肿胀、撕裂与出血。

（3）骨折片移动与松动。

（4）牙齿松动、移位或脱位。若外伤后出现𬌗关系错乱，即使无牙齿移位，也要怀疑有骨折发生的可能。牙槽突骨折时，摇动一颗牙，联动一组牙为其特征。

（5）仔细的 X 线检查对骨折的诊断是十分必要的，X 线片可见骨折线。牙槽突骨折需与根折鉴别诊断，在观察 X 线片时前者可随中央光束的角度变化而上下移动，后者的根折线位置则不随中央光束的变化而改变。

三、治疗原则

牙槽骨骨折的治疗原则包括骨折片的复位、固定、观察外伤牙牙髓活力及骨折愈合情况等。

（1）局部麻醉下将牙槽突骨折片与牙齿复位到正常解剖位置。

（2）利用骨折片邻近的正常牙，采用牙弓夹板、金属丝结扎或正畸托槽方丝弓等方法固定，其固定须跨过折裂线以外 2～3 个牙位。

（3）因牙槽骨骨折很可能损伤骨折区患牙牙髓的血液供应而导致牙髓坏死，故需观察患牙的牙髓状况，如有必要，进行相应的牙髓治疗，使它不影响骨折的愈合。

（4）牙槽窝骨壁骨折或牙槽窝碎裂因伴有牙脱位性损伤，其治疗原则与牙脱位性损伤一致。

（5）牙槽骨骨折去除固定装置后须继续观察骨折愈合情况。

第五节　牙脱位性损伤

牙脱位性损伤（displacement injuries）是指累及牙支持组织的损伤，依据对牙周膜组织、牙髓组织、牙槽骨和软组织的损伤程度进行区分，可区分为：牙震荡和半脱位、部分脱出和侧方位以及嵌入性脱位与全脱位等。

一、牙震荡和半脱位

牙震荡（concussion）是指牙突然受到外力的撞击后，只单纯造成牙周膜组织的轻度损伤。牙周膜可出现充血和水肿，而牙髓血液供应极少受到影响。牙震荡通常无牙体组织缺损或折断，有的患牙伴有牙釉质裂纹。

脱位（subluxation）是指牙突然受到外力撞击后发生的移位损伤。可造成牙周膜组织与牙髓组织的损伤，包括牙周膜纤维的破裂、水肿和出血，牙髓血液供应可能受到影响。半脱位是脱位性损伤中发生率最高的疾病，常与牙冠折断同时存在（图 6 - 18）。

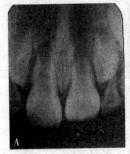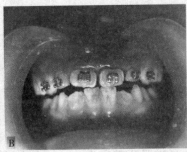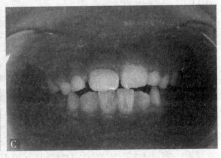

图 6 - 18　牙半脱位
A. X 线检查牙无移位；B. 口内见外伤牙位置正常，龈沟出血；C. 松牙固定 2 周后

（一）临床特征

1. **牙震荡**　牙震荡的患牙可出现轻微松动，而无异常松动和移位及牙龈沟的渗血。对咬合压力敏感，咬合时明显不适，叩诊疼痛，有冷热刺激痛。牙髓活力电测试有反应，X 线片显示牙周和根尖周无异常表现。

2. **半脱位**　半脱位的患牙可出现异常松动，但无移位，不能咬合，叩诊疼痛，冷热刺激痛，牙龈沟渗血。牙髓活力电测试可出现暂时无反应现象，继续监测，牙髓活力可能恢复，这与外伤后牙髓处于"休克状态"有关。X 线片显示牙槽窝内的牙齿位置未改变，牙周膜间隙无异常或轻度增宽。如果牙周膜间隙增宽明显，则可能有根尖血管的损伤，导致牙髓坏死，电活力测试为阴性反应。但牙根未发育成熟的年轻恒牙极少发生牙髓坏死。

若牙震荡或半脱位影响了牙髓组织的血液循环，则有可能导致：①牙髓组织变性，纤维组织增多，牙髓细胞成分减少，甚至牙髓组织被纤维组织代替而呈牙髓纤维性变；②牙髓组织中出现钙化团块，甚至全部牙髓钙化，根管闭塞而呈牙髓钙变。

（二）诊断要点

（1）牙外伤史，牙无折裂或缺损。

（2）患牙对咬合压力敏感，叩诊疼痛并有冷热刺激痛。

（3）无明显松动或有异常松动，但无移位。

（4）X线片显示牙周和根尖周无明显异常，或牙周膜间隙轻度增宽。

（三）治疗原则

1. 调磨观察 症状不明显者可调磨咬合，使患牙得以休息。嘱患者进软食2周，减轻患牙负担。于1个月、3个月、6个月、12个月定期复查。

2. 患牙固定 当患牙松动影响咀嚼时，应采用固定术进行松牙固定2~3周。

3. 制作全牙列殆垫 对混合牙列者应制作并佩戴全牙列殆垫1~2周，以保护患牙。若制作开窗式殆垫还可使患牙得到休息，有利于牙周损伤的恢复。

4. 牙髓治疗 当出现牙髓症状、牙变色、叩痛、根尖周病变时应进行牙髓治疗。

对儿童恒前牙的首选牙髓治疗应是活髓切断术，保存部分生活牙髓以利牙根的继续发育成熟。当牙髓部分坏死时也可在非局部麻醉下切除部分牙髓，直至牙髓有新鲜出血或有疼痛感，冲洗清创之后用氢氧化钙制剂充填并覆盖牙髓创面。当全部牙髓发生坏死时，为了牙根的进一步发育，则需进行根尖诱导成形术，并定期复查和更换药物，直至根尖形成或被硬组织封闭后再行根管治疗术。

对牙半脱位的治疗原则应是复位、固定和定期观察。

（四）复查及预后

（1）牙外伤致牙震荡、半脱位后应在1个月、3个月、6个月、12个月定期复查，复查时注意观察患牙的牙根发育状况、牙髓状态及是否出现牙根吸收等。

（2）牙根未发育成熟的儿童恒牙牙震荡、半脱位后发生牙髓并发症和根吸收的情况较少见，且绝大部分为表浅吸收。

（3）复查时若牙髓活力测试有反应，说明牙髓有活力，无须处理；若牙髓活力测试无反应，牙冠颜色改变，X线片显示根尖周异常，说明牙髓已坏死应及时进行牙髓治疗即根尖诱导成形术或根管治疗术。

值得注意的是：牙震荡是所有外伤牙都伴发的损伤。牙震荡对牙周组织和牙髓组织造成的损伤不一定比其他牙外伤轻，其预后与患牙的牙根发育程度有很大关系。

二、部分脱出和侧方移位

部分脱出（extruslve luxation）是指牙在突然外力作用下，发生牙轴方向的部分脱位。即牙自牙槽窝向切端方向部分移位或部分脱出，并可造成牙周组织的严重损伤、根尖血管神经束断裂、血液供应严重障碍等。

侧方移位（lateral luxation）是指牙在突然外力作用下发生偏离牙轴方向的侧方移位。即发生唇舌向或近远中向的移位，并可造成牙周膜撕裂、牙槽骨折断、牙根尖血液供应的严重障碍（图 6 - 19）。

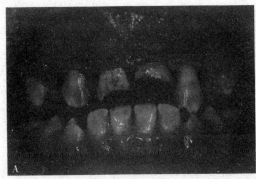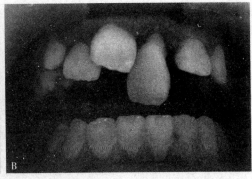

图 6 - 19 部分脱出和侧方移位
A. 11，21 冠折，22 部分脱出；B. 21 侧方移位

（一）临床特征

1. 部分脱出 如下所述。

（1）牙部分脱出牙槽窝，向切端方向移位，明显伸长。

（2）牙明显松动，叩痛，牙龈淤血或龈沟溢血。

（3）上、下牙不能咬合，出现咬合紊乱，有的患者呈开口状。

（4）常伴有牙槽骨骨折，疼痛明显。

（5）牙髓活力测试无反应，牙髓感觉消失。儿童年轻恒牙根尖未发育完成并有牙乳头者即使部分脱出，有的牙髓仍有活力。

（6）X 线片显示牙脱出移位，根尖部牙周膜间隙增宽或明显增宽，或为根尖部牙槽窝空虚现象，有的可见牙槽骨骨折。

2. 侧方移位 如下所述。

（1）牙部分脱出牙槽窝，偏离长轴，呈现唇侧或舌侧、近中或远中向移位。

（2）牙齿松动不明显，可与牙槽窝呈锁结状态，叩诊呈现很高的金属音，牙龈撕裂出血。

（3）牙移位，出现咬合紊乱，有的患者呈开口状。

（4）常伴有牙槽骨骨折，疼痛明显。

（5）牙髓活力测试无反应，牙髓感觉消失。儿童年轻恒牙因根尖粗大并有牙乳头，侧方移位后有可能仍保持根尖血液供应或外伤后可能重新建立牙髓血液循环。

（6）X 线片显示：牙根偏离牙轴方向。近远中向移位者，近远中两侧牙周间隙不对称，根尖移向侧牙周间隙消失，移开侧牙周间隙增宽。唇舌向移位者，如牙舌向移位时，根尖 X 线片的牙影像变长，牙唇向移位时，牙影像较短。但通常通过 X 线片难以辨认，应拍摄锥形束 CT（CBCT）予以辨认。此外，X 线片还可显示牙在牙槽窝的位置改变状况及牙槽窝是否有骨折。

（二）诊断要点

（1）牙外伤史。

（2）患牙在牙轴方向伸长或偏离牙轴方向移位，并出现咬合紊乱。

（3）患牙松动、叩痛明显者为部分脱出，松动、叩痛不明显者为侧方移位。

（4）X线片显示可作为部分脱出或侧方移位的重要依据。牙在牙槽窝的位置发生改变或牙脱出牙槽窝，出现根尖部空虚现象；或牙偏离中心，两侧牙周间隙不对称。

（三）治疗原则

1. 正确复位与弹性固定　如下所述。

（1）局部麻醉下，首先解除患牙根尖锁结状态，再用柔和力量沿其长轴将患牙轻轻推至牙槽窝内，即将患牙复位在正确的解剖位置上。正确复位可避免对牙周膜和牙槽骨的二次损伤；有利于牙周膜、牙槽骨的愈合；有利于牙髓血管的重建；保持上皮根鞘的活力和牙根的继续发育。

（2）采用弹性固定术（fiexible splint）可避免患牙愈合时发生牙固连。因为部分脱出和侧方移位均造成了牙周膜撕裂、出血等严重损伤，为使患牙在愈合过程中保持一定生理性动度，避免发生牙固连，故应采用弹性固定术。

弹性固定方法有多种，例如多股正畸结扎丝与粘结复合树脂、预成钛链、固位纤维或玻璃纤维束与粘结复合树脂、正畸托槽与方丝弓或弹性唇弓等。

其中，预成钛链固定夹板（Titanium Trauma Splint，TTS）或玻璃纤维束与粘结复合树脂构成的夹板价格较贵，临床使用受限；正畸托槽与弹性唇弓要求术者有良好的正畸弓丝弯制技术才能避免对外伤牙施加额外力量；而正畸结扎丝或金属丝与粘结复合树脂构成的夹板，简单易行并具有弹性。它是用直径为 0.025mm 或 0.04mm 的正畸结扎丝对折 6~8 股再拧成一股而成。按照牙弓形态制成弓丝，并用复合树脂粘结于患牙及其两侧邻近的支抗牙面上（图 6-20）。

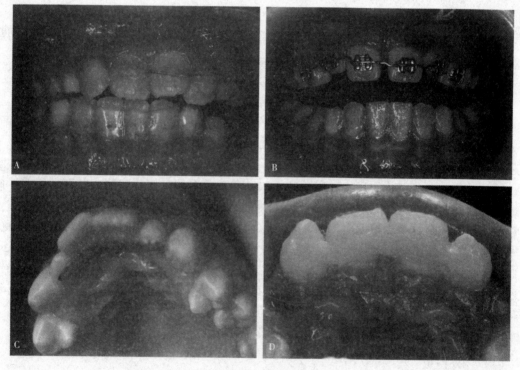

图 6-20　固定术

A. 正畸结扎丝复合树脂夹板；B. 正畸托槽夹板；C. 钛链固定夹板；D. 固位纤维复合树脂夹板

固定时应注意：①无论何种固定材料或固定方式，要求所弯制的唇弓夹板应与牙弓弧度相匹配，勿对患牙施加任何外力；②粘结固定夹板时，应在牙面中1/3处粘结，勿靠近牙龈，以减少对牙龈的刺激；③粘结材料的表面应光滑，避免对局部软组织造成损伤且易保持牙面清洁；④固定牙位应以患牙为中心向两侧增加支抗牙，通常以包括患牙在内的3～5个牙为固定单位。但在儿童的混合牙列中，如果邻牙是刚萌出的年轻恒牙，或是牙体较小的乳牙，则需要增加支抗牙数，甚至需要利用磨牙作为支抗牙进行固定；⑤固定时间需延长至8～12周，这是因为部分脱出和侧方移位的患牙通常伴有较为复杂的牙槽骨骨折，需要更长时间愈合。

2. 消除咬合创伤　儿童牙外伤尤其是部分脱出与侧方移位，由于牙位置发生了改变，多数患牙都可出现咬合紊乱或咬合创伤，这对其愈合极为不利。为此，消除咬合创伤是治疗中不可缺少的部分。通常采用咬合调低的方式可解除患牙的创伤。同时嘱患者勿咬硬物，使患牙得到休息，减轻患牙负担以利于愈合。但是，调磨方式并不适宜于萌出不久的年轻恒牙，而全牙列𬌗垫（occlusal pad splint）应是理想的选择，它既可消除咬合创伤，又有一定限度的固定患牙的作用。

全牙列𬌗垫在患牙复位、固定后取印模，在印模上采用1.8～2.5mm厚的聚羧酸酯和聚丙烯酸酯的全牙列𬌗垫夹层材料，通过热压成形机一次性制成，并在患牙处开窗，或者于对侧牙𬌗垫处开窗，而后配戴于患者口腔中，至外伤牙基本不松动或咬合时无异常动度为止，配戴时间约为2周（图6-21）。

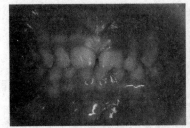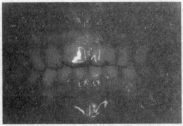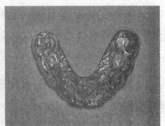

图6-21　全牙列𬌗垫

3. 观察牙髓状况　需要时进行牙髓治疗对于牙根发育成熟的牙，当出现牙髓症状或外伤牙的牙髓损伤为不可逆时应进行牙髓治疗，一般在患牙复位固定后2周内进行。

对于牙根未发育成熟的年轻恒牙，由于其牙根发育状态是很有利于恢复牙髓血液的供应或修复牙髓组织损伤。也就是说，年轻恒牙牙外伤的牙髓牙周组织损伤多为可逆性损伤，它们的重建过程显著，可观察更长时间，观察中，有望使牙髓牙周组织得到愈合。但此过程中一旦出现牙髓症状应立即进行治疗。治疗时首选的治疗应该是活髓保存术，其次才考虑根尖诱导形术。最后，当根尖形成或封闭后才进行根管治疗术。

三、嵌入性脱位

嵌入性脱位（intrusive luxation）是在牙轴方向上发生位置改变的牙外伤，又称牙挫入。即指牙在突然外力作用下，沿其长轴方向向牙槽骨深部移位而被嵌合在牙槽骨中，同时伴有牙槽窝骨壁骨折或牙槽窝碎裂，以及伴随着牙髓和牙周组织损伤的牙外伤。

在牙外伤中，嵌入性脱位对组织损伤最重，预后最差。

（一）临床特征

（1）牙被部分嵌入甚至全部被嵌入，使临床牙冠变短或看不到牙冠。

（2）牙被锁结在牙槽骨中而不松动，叩诊呈高调金属音。

（3）嵌入性牙脱位是由于牙齿受到轴向外力后发生移位进入牙槽窝深部的复杂牙外伤，它是涉及牙、牙周膜、牙髓和牙槽骨等所有成分的损伤。其中损伤最为严重的是牙齿支持组织和牙髓组织，表现为：①边缘龈的封闭被破坏，牙龈出血；②牙周膜撕裂，牙周间隙出血；③根尖周牙髓血管神经撕裂，牙髓血液供应受损，使之牙髓活力测试无反应，甚至发生牙髓缺血性坏死；④牙槽窝骨壁骨折或碎裂（图6-22）。

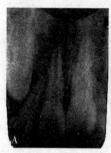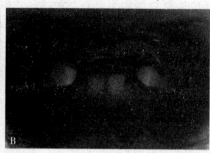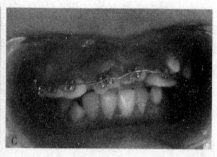

图6-22　嵌入性脱位

A、B. 牙嵌入；C. 复位、弹性固定

（4）X线片显示嵌入的牙向根尖方向移位或挫入，根尖区牙周膜间隙和硬板影像消失，还可见牙槽窝骨壁的骨折线等。

（二）诊断要点

（1）牙受外力后非常牢固的嵌入骨组织中使牙冠变短，不松动，叩诊音调特殊，为高调金属音。

（2）X线片可以明确诊断，即嵌入牙的牙根与牙槽骨之间的牙周间隙消失。在X线影像学检查中应注意到牙嵌入的类型、根尖的位置、有无根折、有无牙槽骨骨折及牙根发育程度等。

（3）儿童混合牙列牙外伤后需注意鉴别是正在萌出的年轻恒牙还是牙齿受伤后的嵌入性脱位。可通过叩诊予以比较，正在萌出的牙叩诊呈低沉音调，而嵌入性脱位牙叩诊呈高调金属音。此外，完全嵌入的与完全脱位的牙外伤也应鉴别，可通过X线片予以确定。但当完全嵌入的牙位于牙槽骨板的唇侧甚至完全进入鼻腔时，需摄取X线片以确定牙的位置。

X线片检查可做鉴别诊断。

（三）治疗原则

治疗的选择应基于患牙的牙根发育阶段和牙嵌入的程度。

1. 自发性再萌出（spontaneous re-eruption）　嵌入性脱位的患牙是否能自发性再萌出取决于牙根发育阶段。根尖未发育完成的年轻恒牙根端开阔，血液供应丰富，血管神经愈合能力较强，在牙周支持组织损伤不严重的情况下有可能再萌出。故自发性再萌出仅适宜于牙根未发育完成的年轻恒牙、轻度嵌入的牙、牙髓有活力的牙。根尖已闭合的牙或牙髓已坏死的牙是不可能发生自发性再萌出的。对于轻度嵌入的根尖已发育完成的牙还有可能再萌出。

对于受伤后被锁结在牙槽窝中的患牙，可在局部麻醉下用牙钳夹住患牙轻轻摇动，解除锁结，然后任其自行萌出。但不强行拉出嵌入的牙，避免再次损伤其牙周组织。

由于牙嵌入的程度不同，自发性再萌出的潜力也不同，需定期观察。在定期观察中，牙髓和根尖周情况若有异常，应及时治疗。

自发再萌出一般开始于外伤后数周至数月，完全再萌出常需数月，平均约为6个月。

2. 正畸牵引复位（orthodontic extrusion）　是采用更加符合生物学规律的正畸牵引方法将牙牵引复位，又称根管-正畸联合治疗。

（1）适应证：适用于牙根已发育完成的、自发性再萌出可能性很小的嵌入性牙，这类患牙可在2周内行正畸牵引；对于牙根未发育完成的年轻恒牙，外伤后观察3个月，如果无继续再萌出可考虑正畸牵引复位；牙齿嵌入发生牙固连者，不应正畸牵引，否则会加重牙根吸收；一旦出现牙根外吸收和牙髓症状，应及时进行牙髓治疗。

（2）治疗方法：①完成根管治疗：局部麻醉下行牙龈切除术暴露牙冠，以获得牙髓治疗的通路。即舌面开髓，去除牙髓，常规行根管治疗。根管内填入氢氧化钙糊剂可有效阻断牙根的炎性吸收。②牙冠唇面粘结托槽或制作一端弯曲成拉钩的钢丝桩，粗细视根管大小而定，插入根管，其深度为根长的一半，另一端拉钩暴露在根管口外。③在患牙左右侧基牙上沿切缘唇面粘贴弓丝，患牙两侧至少需有2颗以上邻牙做基牙或支抗牙。④借用橡皮圈的弹力沿牙根长轴方向向切端牵引，直至能够进行桩冠修复为止。依据牙嵌入程度，一般需牵引3~6个月方可使牙复位或可使根周牙槽骨改建结束，牙根处于稳定状态。⑤维持固定：牵引完毕后需用细结扎丝固定，固定时间约3个月，待根尖周组织完全修复愈合后拆除固定细丝。

为了使外伤后的牙齿充分愈合，最好于外伤后2~3个月再做牵引。正畸牵引在3周内应出现明显萌出效果，直至恢复咬合关系。对完全嵌入的患牙可在局部麻醉下用拔牙钳轻轻摇动，让其轻微脱臼，解除根面与牙槽骨的机械锁结关系之后再进行正畸牵引。牵引期间，应定期检查牙髓和牙根情况，以便及时进行相应治疗。

3. 外科手术复位（surgical extrusion）　是在局部麻醉下将嵌入的患牙即刻复位到正常位置并恢复咬合关系的方法。适宜于牙根尖孔已闭合或嵌入牙槽骨很深、牙周支持组织破坏严重的患牙。

其手术复位是在局部麻醉下用牙钳夹住患牙切端拉出复位到正常咬合位。如有牙槽骨骨折，可用手指加压复位破裂的牙槽骨板，严密缝合颈部被撕裂的牙龈，再行弹力牙弓夹板固定术固定6~8周。并制作全牙列𬌗垫消除咬合创伤，保护复位后的患牙。随后追踪观察牙髓、牙周和牙根发育状况。

（四）复查与预后

嵌入性脱位的牙，因伴发广泛的牙周膜、牙髓组织和根部牙骨质损伤及牙槽骨骨折等，其预后较差。影响预后的主要因素是外伤时患牙牙根的发育程度。因为血管和支配神经的重建只可能发生于牙根尖未发育完成的牙中，牙根形成越多，发生牙髓坏死的现象越多。

嵌入性脱位的外伤牙常发生以下并发症。

1. 牙髓坏死（pulp necrosis）　与牙根发育程度密切相关。牙根发育完成的患牙嵌入性脱位后更易发生牙髓坏死，一般在外伤后2~3周发生。此时应进行根管治疗并用氢氧化钙制剂充填根管。牙外伤一旦出现牙髓坏死，应积极行牙髓治疗，否则会引起或加速牙根吸收。

2. 牙根吸收（root resorption）　在嵌入性损伤中很易发生，其中炎性吸收与替代性吸收更多见。炎性吸收多由牙髓坏死而引起，及时进行根管治疗可缓解或阻止炎性吸收的发生与进展。牙严重嵌入可使保护牙根的牙周膜生理屏障消失，导致牙根固连，并使牙根逐渐被骨质替代，这一过程为替代性骨吸收。牙根吸收与牙根发育程度有关，牙根越接近发育完成，越容易发生替代性吸收。术后定期检查患牙的牙髓、牙根情况是很重要的。

3. 边缘骨丢失（marginal bone loss）　又称边缘性骨吸收，指的是牙槽嵴吸收。易发生在牙根未发育完成年轻恒牙的嵌入性损伤中，而且更易出现在外伤后的 2～3 年。牙根已发育成熟的患牙，牙槽嵴吸收较为缓慢而稳定。

四、牙完全脱位（牙撕脱性损伤）

牙完全脱位（avulsions）又称牙撕脱性损伤或牙脱臼（exarticulation），是指牙在外力的撞击下完全脱出牙槽窝，造成牙周膜撕裂、牙骨质损伤及牙髓组织血供丧失的一类涉及牙髓、牙周膜、牙槽骨和牙龈等多种组织的严重牙外伤。临床上见到的是完全脱位和离体的牙及空虚或充满血凝块的牙槽窝（图6-23）。由于儿童年轻恒牙牙根尚未发育完成，牙周膜具有弹性，若遇水平外力的撞击，常可导致牙完全脱出，骑车摔伤成为其主要致病原因，上颌中切牙最好发。牙完全脱位常见于单个恒牙。

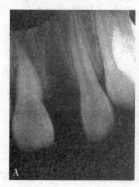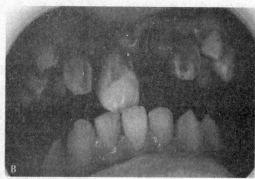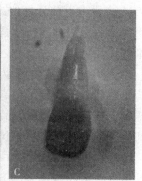

图6-23　牙完全脱位
A. X线片显示牙槽窝空虚；B. 完全脱位；C 离体的牙

（一）临床特征

牙与牙周膜、牙槽骨和牙龈等支持组织完全分离是牙完全脱位或牙撕脱性损伤的临床特征。牙撕脱伤后，被撕脱的牙周膜一部分附着于牙根，另一部分存留在牙槽窝内。对于离体的完全脱位牙，尽可能保护根面的牙周组织活力是治疗的关键，其治疗方式是尽快进行牙再植术。

（二）临床检查

1. 牙槽骨和牙龈组织的检查　牙完全脱离牙槽窝后，需仔细检查牙槽窝状况。例如，牙槽窝是空虚还是充满血凝块；是清洁的还是污染的或存有异物的；其骨壁是完整的还是发生了骨折。摄取 X 线片显示牙槽窝空虚、无牙影像，则为外伤后牙完全脱出。有的还可显示牙槽窝内的骨折线影像。

此外，还须检查牙龈组织是否存在撕裂、出血与肿胀等情况。

2. 脱落牙牙根发育程度　牙根未发育完成、根尖孔开放的脱位牙，治疗后或再植术后牙髓活力较易恢复；同时，因牙根未发育成熟，覆盖在牙根表面的牙周膜细胞层数较多，牙脱位后能够更好地保护内层牙周膜细胞，使术后发生牙周膜愈合的可能性更大。牙根已发育完成的脱位牙，或根尖孔已形成的恒牙，治疗后，牙髓活力难以恢复，很可能发生牙髓坏死；而且，由于年龄的增长，牙的成熟，牙周膜逐渐变薄，牙周膜的细胞层数减少，牙脱位后，若在干燥环境下保存，牙周膜细胞更易干燥坏死，使术后发生牙周膜愈合的可能性更小。Andreasen 认为，再植牙牙根发育越成熟，发生牙周膜愈合的机会越小。为此，有学者又将牙撕脱性损伤分为根尖开放型和根尖闭合型撕脱伤。儿童年轻恒牙牙根若为根尖开放型，则对牙完全脱位后的治疗是有利的。

3. 脱落牙的根面情况与保存环境　学龄儿童常因在课间活动或体育运动时玩耍不当、不慎碰撞或摔伤造成牙完全脱落，脱落的牙多粘有污泥、泥沙等污染物而使根面污染。污染的牙如不立即清洗并且暴露于空气中，很易造成牙周膜干燥坏死。若在干燥环境中存留30min，再植后的成功率显著降低。若对根面已污染的患牙立即用清水或生理盐水清洗干净，清洗后储存于牛奶、生理盐水或其他牙保存液中立即赴医院就诊将大大提高再植术的成功率。故脱落牙根面污染与否、污染后当即冲洗或清洗与否及清洗后放入保存液储存与否都可对患牙再植后的愈合产生影响。

（三）治疗原则

牙完全脱位之后，尽可能快的进行牙再植术是其治疗原则。牙再植术分为即刻再植和延期再植。即刻再植是指牙脱位后立即置入，或者将脱位牙储存在牙保存液中并尽快置入。延期再植是指牙脱位后延缓再植，此时脱位牙根面的牙周膜干燥或坏死。

牙再植术成功的基础是牙周组织的重建，而牙周组织重建的前提则是生活的牙周膜细胞的功能。当牙脱位后，残留于离体牙根面的牙周膜细胞失去了原有生理环境，若在干燥状态下保存，则会发生脱水、变形甚至坏死。Andreasen 和 Boruna MK 等1995 年研究表明，牙脱位后 30min 内再植成功率明显高于在体外保存 30min 以上。离体后残留在牙根表面的有活性的牙周膜细胞可随着体外干燥时间的增加而减少，2h 后绝大多数牙周膜细胞丧失活力。多数学者认为，如果脱位牙离体干燥时间超过 60min，大部分牙周膜细胞活性将不可恢复，这使再植术后的牙周膜愈合受到影响。因此，国际牙外伤协会在完全脱位牙治疗原则中指出，对于离体干燥时间超过 60min 的脱位牙，建议再植前除去根面残留的牙周膜并进行适当的药物处理，以防止再植牙术后牙根病变的发生。

（四）治疗方法

牙再植术（tooth replantation）是指将各种原因造成的完全脱出或拔除的牙，经过处理后重新置入原来牙槽窝的过程。再植术是公认的牙齿完全脱位的治疗方法，但并无严格的适应证和禁忌证。

牙再植术的历史较为悠久。曾在公元 11 世纪，阿拉伯医师 Abulcasis 在他著作的医学百科全书《Al - tasrif》中描述过将撞击脱落的牙重新植回牙槽窝的方法，这可能是历史上记载最早的牙再植术。1950 年，Dr. Grossman 对牙再植术进行了 2 ~ 11 年的观察，发现其成功率约达 80%，虽然其中大部分牙都出现骨粘连及不同程度的牙根吸收，但其成功率还是较高的。1955 年，Harmer 强调牙周膜的健康对再植牙的重要性，认为牙的牙周膜与再植术后的效果直接相关。1968 年 Sherman 证实了保留剩余牙周膜的牙再植效果较好。同年，Grossman 和 chacker 在第四次国际牙髓病学术会议上提议牙再植术后应有 3 年的存留率，此存留率作为成功标准。到 1984 年，Nosonowitz 和 stanley 提出牙再植术后的存留率应为 10 年。

由于再植术治疗成功与否主要受牙的离体时间、离体后保存环境及手术操作等因素的影响。近几十年来，人们对这几方面进行了很多探讨，取得了不少进展，国际牙外伤协会对完全脱位牙的治疗制定了相关的指导原则，在此原则下进行临床操作，已成为治疗规范。

1. 牙再植术的治疗步骤　如下所述。

（1）即刻再植（牙完全脱位后在外伤发生现场立即植回牙槽窝）

1）用水枪、盐水或者氯己定清洁牙，但不要再拔出牙。缝合牙龈撕裂伤口（如果存在）。确认再植牙复位准确（临床和 X 线片检查），并用弹性夹板固定 2 周。

2）全身应用抗生素 1 周，首选四环素、多西环素（强力霉素）。对于儿童患者，全身服用时要考虑有导致恒牙变色的风险（牙发育程度）。在很多国家，12 岁以下患者禁用四环素，此时可以选用青霉素 V（苯氧甲基青霉素）替代。

3）如果脱出牙接触了土壤并且不能确定牙是否受破伤风杆菌污染，需请内科医师会诊，评估是否需要注射破伤风抗毒素。

4）年轻恒牙再植的目标是使牙髓血供重建，如果不能达到，则需实施牙髓治疗。成熟恒牙再植后 7～10d 开始实施根管治疗，根管充填前于根管内放置氢氧化钙制剂。

5）医嘱。进软食 2 周；餐后用软毛牙刷刷牙；1 周内用 0.1% 氯己定漱口，每日 2 次。

6）拆除夹板，随访复查。

（2）及时再植（将脱位牙保存在口腔前庭，60min 内置入牙槽窝；或将脱位牙保存在牛奶、生理盐水、Hanks 平衡液及其他适宜的保存液中，并于 24h 内行再植均被认为是及时再植）。

尽可能保留脱位牙牙周膜活力是及时再植成功的关键。及时再植的步骤如下：

1）询问病史、检查与诊断：a. 询问牙外伤时间、地点、脱位的方式及脱位牙的保存状态；b. 检查患者口腔软、硬组织损伤情况；c. 摄取 X 线片观察牙槽窝的情况及是否有牙槽骨骨折；d. 依据病史和检查做出牙完全脱位的诊断。

2）清洁脱位牙，清理牙槽窝：生理盐水冲洗、清洁牙表面污物，若污物严重，可用生理盐水纱布擦拭并用盐水纱布包裹脱位牙。若在口外干燥时间少于 60min，可将患牙放入生理盐水中，不要用手触摸牙根，不要搔刮根面组织，尽量保留根面生活牙周膜。

局部麻醉下，用生理盐水冲洗，清理牙槽窝内血凝块或异物。

3）牙置入牙槽窝：局部麻醉下，用轻柔的力量将脱位牙置入牙槽窝，轻轻加压，准确复位，不应将牙强迫就位。如果牙槽窝有骨折，应该用器械深入牙槽窝内复位折裂的骨板。在骨折片复位后，再用手指轻轻置入牙，勿用力加压，以免改变牙槽窝已复位骨折片的位置。如伴有牙龈撕裂，牙置入后进行对位缝合，使牙龈与牙颈部紧密结合。

4）弹性夹板固定（fiexible splint）：牙置入牙槽窝后应立即采用弹性夹板固定，即采用正畸结扎丝与粘结复合树脂、预成钛链或玻璃纤维束与粘结复合树脂、正畸托槽与弹性唇弓等固定患牙，保持再植牙的正确位置且有一定的生理动度，为外伤牙创造最佳的愈合条件（图 6 - 24）。

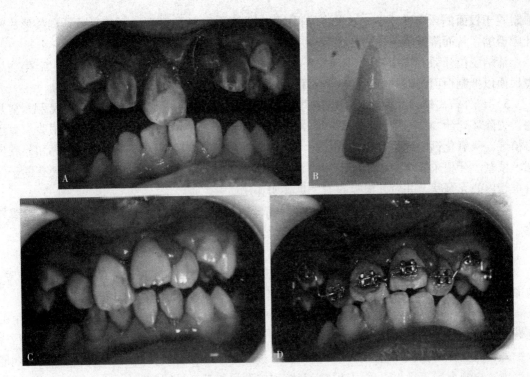

图6-24 牙再植术

A. 牙完全脱位；B. 离体牙；C. 置入牙槽窝；D. 弹性夹板固定

注意：a. 固定不宜过紧，持续性压力将影响牙的再植效果；b. 适当调磨对𬌗牙，并于术后1周避免用患牙咬物，使再植牙得到充分休息。

5）牙髓治疗：儿童未发育成熟的牙，由于牙髓、牙周膜血管重建功能极强，不宜立即行牙髓治疗。儿童已发育成熟的牙应在再植术后约2周内或在夹板拆除前进行牙髓治疗。再植术后若发现牙根炎性吸收，应立即行牙髓治疗。

6）抗生素和破伤风抗毒素的应用：再植术后应根据患者年龄、体重常规全身使用抗生素1周，抗生素的治疗可以减少感染，在一定程度上减少牙根吸收的发生。通常患者还需注射破伤风抗毒素，特别是接触到泥土的脱落牙再植后需注射破伤风抗毒素。

7）拆除夹板，定期复查：立刻再植的患牙，再植术并弹性固定后2~3周拆除夹板，拆除夹板时如果再植牙仍松动，需要用手指夹住患牙，小心去除夹板材料。术后1个月、3个月进行复查，6个月后根据之前复查情况每3个月或6个月复查1次。再植牙应该至少接受2~3年的随访。

（3）延期再植。完全脱位牙未能保存在适宜的保存液中并且离体时间超过60min或保存在适宜的保存液中但离体时间超过24h，均为延期再植。即出现牙周膜坏死的脱位牙适合行延期再植。即使是延期再植，就诊后也应尽早将牙置入牙槽窝内。其治疗步骤如下。

1）询问病史、检查与诊断：询问、收集病史、检查与诊断等如同前述，但因延期就诊，特别注意脱位牙的保存状态，如为干燥保存则很可能影响再植后的愈合。

2）清洁脱位牙与根面处理：若脱位牙污染严重，除用上述方法清洁牙面外，还可应用超声清洁器与生理盐水对牙根表面进行清创，去除脱出于牙根面上的坏死牙周膜，但不可去除附着于根面的牙周膜纤维。如果将牙根面的胶原纤维去除，牙置入后将导致牙周袋形成和牙龈退缩，从而降低再植牙的使用寿命。

清洁脱位牙后，将牙置于 pH = 5.5 的 2% 氟化钠（NaF）溶液中约 20min。用氟化物处理根面以抵制根面的破骨作用，改善再植效果。

3）口外行离体牙牙髓治疗：延期再植牙置入前，在口外进行牙髓治疗。常规舌面窝开髓、去除坏死牙髓、根管预备，清理、冲洗、干燥根管后，用氢氧化钙制剂填入根管。对于再植牙，氢氧化钙制剂是首选的根管充填材料。牙根已发育完成的牙，用氢氧化钙和牙胶尖充填根管。牙根未发育完成的牙，用氢氧化钙糊剂暂时充填根管。因氢氧化钙糊剂有助于保持根管内的无菌状态并对牙根吸收有一定预防作用。

4）彻底清理牙槽窝：局部麻醉下，彻底清理和刮除牙槽窝内的血凝块、肉芽组织或异物。如果牙槽窝骨壁有骨折，应将折裂片复位。

5）牙置入牙槽窝并用弹性夹板弹性固定，固定方式同前。

6）拆除夹板定期复查：牙再植术后 4～6 周拆除夹板，拆除夹板后 2 周、4 周、6 周、12 周及 6 个月、12 个月定期复查，复查时间至少 2～3 年或更长。

7）再植牙牙根吸收脱落后的治疗：延期再植牙术后一旦发生牙根吸收，尤其是发生的炎性吸收或替代性吸收多为进行性吸收，最终可导致患牙脱落。对于儿童患者，牙脱落后应根据患者的具体情况选择治疗方案。例如，可选择自体牙移植或正畸治疗以恢复患者的功能与美观。再植牙脱落后也可采用功能性间隙保持器保持其三维间隙。

2. 再植牙的愈合　再植牙的愈合包括牙周愈合和牙髓愈合，它们的愈合与 3 个因素有关，即完全脱位牙的脱位时间、牙脱位后的保存方式与保存介质，以及脱位牙的牙根发育程度或发育阶段等。

（1）牙周愈合：牙周愈合又称牙周膜愈合（healing with a normal periodontal ligament），是指附着于脱位牙牙根表面的牙周膜与牙槽窝内的牙周膜在相对较短时间发生的愈合。此类愈合是通过牙槽窝的牙周纤维在 2 周内发生再附着来实现的。而再附着是通过牙周膜细胞形成新的胶原将断裂的牙周膜纤维连接实现的。同时，牙槽嵴顶的牙龈结缔组织或新生的结合上皮也可在釉牙骨质界处与牙根的牙周膜发生再附着，从而完成牙周膜愈合的全过程。

牙周膜愈合是最为理想的愈合方式。此时，X 线片可显示再植牙与牙槽窝之间清晰的牙周膜影像，与健康牙无异；临床检查再植牙有生理动度，叩诊无异常（图 6 - 25）。

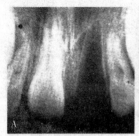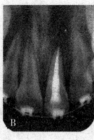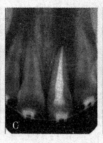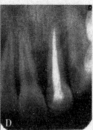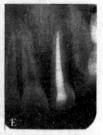

图 6 - 25　牙周膜愈合

A. 外伤后 3h；B. 再植后 2 周；C. 再植后 4 周；D. 再植后 3 个月；E. 再植后 6 个月

如果再植牙丧失部分牙周组织，牙周膜愈合则要通过新附着来完成。所谓新附着是通过牙周膜纤维再生和牙骨质沉积来实现的。大部分再植牙牙周愈合是通过牙周纤维再附着完成的，而丧失部分牙周膜的牙周愈合则是通过新附着完成的。由此可见，如果再植牙牙根表面无健康的牙周膜组织，正常再附着将不会发生。牙周膜愈合常出现在即刻再植之后，故临床上只有少数再植牙是以牙周膜愈合方式存留。大面积牙周膜损伤和牙髓坏死，将最终导致再植牙的牙根吸收或牙丧失。

（2）牙周损伤的并发症：牙完全脱位后，如果干燥时间过长或保存不当则可造成部分或全部牙周膜丧失，再植后可能会出现复杂的并发症。这是因为在造成牙周膜丧失的同时也造成了保护性成牙骨质细胞层和牙根表面的马氏上皮剩余的丧失，以致巨噬细胞或破骨细胞进入根面，在去除根面受损的牙周膜纤维和牙骨质的同时出现了以下并发症（图6-26）。

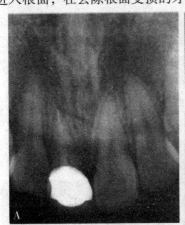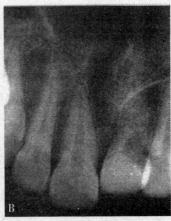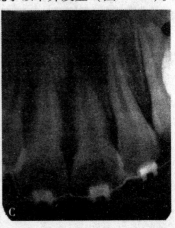

图6-26 牙周愈合的并发症
A. 表浅吸收；B. 替代性吸收；C. 炎性吸收

1）表浅吸收：又称表面吸收愈合（healingwith surfaceresor ption，repair - relatedresorption）。由于邻近牙骨质的牙周膜纤维层被损伤，巨噬细胞或破骨细胞进入而使该部位的组织很易被吸收，从而出现牙根表面的碟状凹陷。如果这些凹陷没有涉及牙本质小管，而且周围的成牙骨质细胞层较为完整，那么被吸收的部位可以被新沉积的牙骨质修复，并被新的Sharpey 纤维附着，使新的牙周膜纤维沿缺损外形排列。

因此，表浅吸收是具有自限性和可修复性的（self - limiting and. repairing with newcementum），它局限于牙骨质，在牙周膜再附着过程中可以得到修复。出现根面表浅吸收的再植牙，除有时可出现叩诊不适外，临床并无明显异常。表浅吸收也是一种常见的较为成功的愈合方式，常发生在牙再植后3 个月左右。

2）替代性吸收：又称骨性愈合或牙固连（replacement resorption，healing withankylosis），指的是当再植牙的牙根表面缺乏活的牙周膜覆盖时，牙根的牙骨质和牙本质可被吸收并由骨质所代替或置换，使牙根表面与牙槽骨融合在一起紧密相连而无正常牙周间隙的现象。这种现象在组织学切片和 X 线片上都可以看到。

牙根替代性吸收实际上是骨组织的改建，包括破骨细胞参与的牙根吸收和成骨细胞参与的骨组织沉积。牙根替代性吸收的速度与骨组织改建的速度有关。在 1 年时间里，青少年大约有 50% 骨组织改建，成人只有约 20% 的骨组织改建。可见，在骨组织改建中，青少年速度较快，成人较慢。由于速度的差异，青少年牙根被吸收的部分很快可被沉积的骨组织所代替。

牙根替代性吸收常在术后 6~8 周发生，有暂时性替代吸收（transient replacementresorption）和进行性替代吸收（progresslvereplacement resorption）两类。进行性吸收没有局限性，直至牙根被完全吸收，以致脱落。在儿童期这类吸收过程比较活跃，不仅使牙根吸收，而且可造成低咬合和牙槽突发育停止，最终在 1~5 年内使患牙丧失。在年龄较大的个体，替代性吸收明显趋于缓慢，可持续数年甚至数十年。

在延期再植中，年龄是影响再植成功与否的重要因素。若患者处于生长发育的青春前期，由替代性骨性愈合导致的牙根吸收约在术后 2 年内发生；若患者处于生长发育已完成的青春后期，术后更长时间，甚至有的在 10 年后才发生牙根吸收；若骨性愈合发生在生长发育逐渐停止的青春期，牙根吸收被骨质替代后可出现低𬌗，而影响患者的美观和功能。

在儿童替牙期的牙萌出过程中可促进牙槽骨垂直向生长，但此时若出现骨性愈合，牙无法再正常萌出，使牙槽骨垂直生长受限，从而造成𬌗平面降低。年龄越小，低𬌗程度越严重。因此，减少牙与牙槽骨的粘连，有可能恢复牙槽骨的高度。

牙替代性吸收或牙骨性愈合的临床表现是牙失去正常生理动度、叩诊为高调音。X 线片显示再植牙与牙槽窝之间未见牙周膜影像，根面与牙槽骨粘连结合，根表面凹陷处被骨组织代替。随着牙根吸收，牙显得明显缩短，当牙根吸收到牙颈部时，由于微生物的侵入，牙可迅速从无生理动度到极度松动而脱落（图 6-27）。

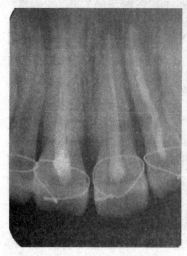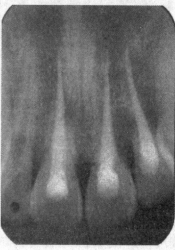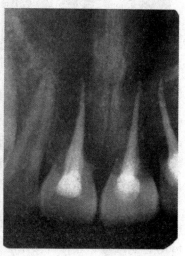

图 6-27 再植后替代性吸收（再植牙固定不良）

近年研究认为，对于儿童患者，当再植牙出现替代性吸收时，为了尽可能减少对牙槽骨发育的阻碍作用，建议及早行牙冠截断术（decoronation），即在局部麻醉下翻瓣，暴露粘连牙的牙颈部至牙槽嵴顶，截断牙冠并切断再植牙与相邻牙间的牙周横行纤维，以防止粘连牙阻碍邻牙的正常萌出及与此相应的牙槽骨在三维方向上的生长发育，缺隙区的牙槽骨也由于邻近牙齿咀嚼力的刺激和相邻牙槽骨的生长而生长，从而较好的保持牙槽嵴的高度，为将来行牙种植术创造有利条件。同时，清空根管内的充填材料，让血液充满根管，以便逐渐被骨组织替代。待伤口愈合后，应做间隙保持，为后期牙的修复预留空间，并定期进行复查（图 6-28）。

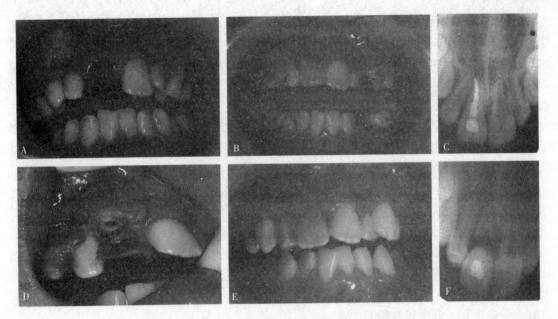

图 6 - 28　再植牙替代性吸收后行冠截断术并间隙保持

A. 牙完全脱位；B. 再植后 1 年明显下沉；C. X 线片显示 11 牙替代性吸收；D. 截冠术；E. 用原牙冠做间隙保持；F. X 线片显示截冠术后 1 年 11 牙槽嵴高度尚可

3）炎性吸收（inflammatory resorption. infection – related resorption）：常发生于牙髓坏死的再植牙，是指牙再植后，牙骨质被破骨细胞吸收，牙本质小管暴露，牙髓坏死和感染根管内细菌产生的毒素通过牙本质小管到达根面，导致破骨细胞持续活跃及牙周相应组织产生炎症反应而造成硬骨板和周围组织吸收的过程。临床表现为牙松动，叩诊疼痛，牙龈红肿、充血，甚至出现局部的急性炎症。X 线片显示：牙根面不规则的虫蚀样凹陷吸收，周围牙槽骨出现低密度骨质破坏的透射影。

炎症吸收通常会持续进行，进展速度较快，其重要的影响因素是根管的感染程度。只有通过根管治疗，去除感染因素，炎性吸收过程才得以停止。随之，牙周膜细胞进入吸收区并有新附着产生，故控制根管感染是停止炎性吸收的关键。但是如果吸收区域较大，骨组织到达牙根表面，炎性吸收将转变为替代性吸收。此时，再植牙的整个牙根将被吸收，牙可能在短时间内脱落（图 6 - 29）。

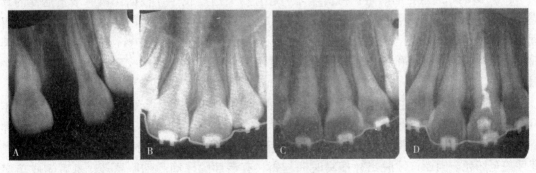

图 6 - 29　再植后炎性吸收

A. 完全脱位就诊时；B. 再植术后；C. 1 周后炎性吸收；D. 牙髓处理 2 周吸收停止

4）根尖部暂时性吸收（transient apicalbreakdown，TAB）：是指影像学中显示的、发生于根尖的暂时性吸收过程，通常是由于创伤或正畸力所致。发生根尖部暂时性吸收的牙齿可出现牙变色、对牙髓测试产生异常反应等变化。然而，在损伤因素去除后，根尖和周围骨组织会重新恢复正常，所需时间长短不定，有时甚至长达 1 年。目前，文献中关于这种现象的报道不多，对其发生机制也不清楚，仅知其发生率低且不可预测，一旦确诊，不需要采取任何治疗措施，只需定期复诊、观察。与创伤相关的根尖部暂时性吸收，Andreason FM 较早做了细致的观察与研究，认为此现象不仅与牙外伤类型相关，也与牙根发育状态相关，通常易发生于中度损伤的侧方移位或根尖已闭合牙齿的完全脱位。

（3）牙髓愈合：儿童年轻恒牙再植后的牙髓愈合包括牙髓组织再生和牙根发育，若再植牙根尖孔已形成，则可能导致牙髓坏死。

1）髓腔血供重建：牙完全脱位后，牙髓组织局部缺血。如果干燥时间较短且脱落牙的根尖孔较大（>1mm），再植术后根尖周血管将以每天约 0.5mm 的速度生长，重建牙髓血供。同时，牙髓细胞也以较快的速度增生，术后数月内，髓腔可充满新生的牙髓组织，从而使牙髓血供重建，牙髓组织再生。然而，再生的牙髓组织活力较低，而骨性牙本质等硬组织往往会快速沉积，渐渐导致髓腔闭合。

2）牙根发育：当再植牙发生牙髓血供重建，牙髓组织再生，牙乳头活力保存，术后牙根可继续发育。此外，如果再植牙根尖部的上皮根鞘具有活力，术后牙根也有望继续发育，但其发育程度无法预料。

牙根未发育完成的牙再植术后的另一种结果是：牙根面的牙周膜组织和牙槽骨组织从根尖区域进入牙髓腔并向牙冠方向生长，同时伴有牙骨质沉积，形成髓腔内的牙周组织。

此外，当外伤牙伤及正处于发育阶段的根尖区域时，上皮根鞘有可能脱离根尖，随之形成类釉上皮，分化再生形成新的类似于牙冠形状的牙胚组织。但此类牙胚组织位于根尖端，拟将发育成为假性牙根。

3）牙髓坏死：牙根已发育完成或根尖孔已形成的脱位牙行再植术后牙髓血供不可能重建，往往导致牙髓坏死。这类脱位牙，若及时再植，再植术后 2 周左右应行根管治疗，否则将会由于牙髓坏死，容易导致牙根的炎性吸收。

3. 影响再植术的成功因素　再植牙的愈合包括牙周愈合和牙髓愈合，影响其成功因素也就是分别为影响牙周愈合和牙髓愈合的因素。

（1）影响牙周愈合的因素：再植牙牙周愈合的关键是脱位牙根面保留有增殖活性的牙周膜细胞，根面存在有活性的牙周膜细胞是形成牙周膜愈合的决定因素。为此，人们为获得理想的牙周愈合，牙完全脱位后应立即或尽快再植。但是，实际上多数情况下难以实施。因而，脱位牙的离体时间和脱位牙的保存状态是根面牙周膜细胞活性或牙周愈合的主要影响因素。

1）脱位牙的离体时间：是指牙脱出或离开牙槽窝到重新置入牙槽窝的时间。1995 年 Andreason 将牙齿离体至重新置入牙槽窝的时间称为脱位牙的口外期。因为当牙脱位后，存留在离体牙根面的牙周膜细胞失去了原有生理环境，若在干燥状态下保存，则可使其脱水、变性甚至坏死。因而，牙脱出牙槽窝时间越短，有活性的牙周膜细胞越多，术后的成功率越高。

Andreasen 及其他学者的研究表明，离体约 5min 的脱位牙，即刻再植后牙周膜愈合率可达 85%~97%；离体干燥保存 30min，牙周膜愈合的成功率与即刻再植相比无显著性差异；而离体干燥超过 60min，大部分牙周膜细胞活性将不可恢复，能达到牙周膜愈合的比率显著降低；离体干燥 120min 后，绝大多数牙周膜细胞丧失活力或发生坏死。因此，国际牙外伤协会建议，对离体干燥超过 60min 的脱位牙，再植前去除根面残留的牙周膜，并进行适当药物处理，以防止再植牙发生牙根病变。

2）脱位牙的保存：牙齿脱位后，往往不能即刻再植，为了保存根面牙周膜细胞的活性，需要将脱位牙放置在接近生理环境的介质中保存，提供这种生理环境需要通过脱位牙保存液来实现。

脱位牙保存液应具备含有离了及能量供应的液体，应以细胞的等渗性、pH 及所含的营养成分来考虑。牛奶、生理盐水、自来水、唾液、Hank 氏平衡盐溶液（HBSS）、VaSpan 液、Eagle's 培养液、DMEM、鸡蛋清和蜂胶液等都曾作为牙的保存液进行过研究，特别是对牛奶、生理盐水、HBSS 液和 DMEM 研究较多，研究结果表明：a. 生理盐水：其渗透压虽然较接近牙周膜细胞，也适宜细胞的生存，但它缺乏细胞所需的各种营养素。大多数牙周膜细胞在生理盐水中可以存活 120min，但在清水中储存 120min，多数细胞可发生坏死。故通常不推荐使用清水和生理盐水。b. 牛奶：长期以来，人们认为牛奶是脱位牙很好保存液，它对保存牙周膜细胞活力的效果优于清水、生理盐水和唾液。但在维持细胞活力和增殖能力方面不如 HBSS 液，且也无法使受到损伤的牙周膜细胞恢复活性。但牛奶在生活环境中较易获得，具有实用性。在室温条件下，牛奶保存液保存脱位牙约 6h，可以产生类似于即刻再植的效果而不发生骨性愈合。c. HBSS 液、Viaspan 液和 Eagle's 液等：它们均能较好的维持牙周膜细胞的活力，是理想的脱位牙保存液。然而，Viaspan 液作为器官保存剂，其价格高昂、保存期短和不易获得等局限性，限制了它在脱位牙保存中的实用价值。HBSS 液作为脱位牙的保存液，价格便宜，保存效果优于牛奶，应被推荐使用。d. 鸡蛋清和蜂胶液：它们显示了有较好的维持牙周膜活力的性能。鸡蛋清容易获取且经济适用。蜂胶是蜜蜂从植物芽孢或树干上采集的树胶，混入其上腭腺、蜡腺的分泌物加工而成的一种具有芳香气味的胶状物，含有多种生物活性物质，例如黄酮类、氨基酸和维生素等物质，具有抗氧化、抗菌和促进组织再生的功能，通常使用 10%~20% 的蜂胶液作为脱位牙的保存剂。但是，对于鸡蛋清和蜂胶液的保存效能还需要更多研究证实。e. 牙保存液：为商品出售的保存液，美国常用的有 SaveA Tooth，Smart Practice，Phoenix AZ 等。若牙脱位后立即将其浸泡在牙保存液中，牙周膜存活可达 24h。f. 口内唾液：牙脱位后，将脱位牙保存在患者自身的口腔唾液中，潮湿的环境可使牙周膜存活数小时，这样也可防止发生术后的骨性愈合，提高再植术的成功率。

以上各类脱位牙保存液的保存效果不尽相同，也都有各自的使用局限性。但牙完全脱位后，即便将患牙储存在牛奶、生理盐水、唾液中，也能在一定程度上保存牙周膜细胞的活性，从而提高再植牙的存活率。

3）脱位牙的牙髓处理：牙再植后若发生牙髓坏死，其坏死组织产物或毒素可经根管和侧、副根管释放到根周组织中，从而诱发机体的各种免疫反应，激发破骨细胞和巨噬细胞活性，引起局部组织的炎症和（或）牙根的吸收。为此，需对脱位牙或再植牙进行牙髓处理。但何时进行处理及如何处理则应从患牙的离体时间与牙根发育程度方面考虑。a. 若患牙离体时间不超过 60min，可在再植后 7~14d 或固定夹板拆除前进行根管治疗，根管内暂时充填氢氧化钙制剂，30d 后再去除氢氧化钙行常规根管充填。b. 若患牙离体时间超过 60min，应在牙再植前完成根管治疗，但仍需用氢氧化钙制剂暂时填入根管，以防止再植后牙根发生早期的炎性吸收。应用氢氧化钙作为再植牙的根管处理药物是因为其具有强碱性，可以抑制细菌的活性，中和细菌产生的毒素，而且这种强碱性可以通过牙本质小管进入到牙根表面的牙周膜间隙中，从而阻止牙根吸收的发生。但对于氢氧化钙是否可在根管内长期使用仍有争议。有学者认为，氢氧化钙也可引起牙根表面再生细胞的坏死且导致牙槽骨的粘连，故根管内不应永久性应用氢氧化钙，尤其对根面有损伤的再植牙；另有学者认为，暂时性和永久性的根管内应用氢氧化钙对阻止炎性吸收的效果是相似的，它可以长期应用于那些已出现炎性吸收的再植牙，但需定期更换药物，3 个月更换 1 次。c. 若患牙牙根未发育完成，因牙髓有可能实现再血管化或组织再生，再植后可不进行牙髓处理，但需追踪观察，2 周复查 1 次，1 年以后每 6 个月复查 1 次，一旦发现牙髓坏死，立即进行牙髓治疗。

4）脱位牙延迟再植的根面处理：若脱位牙离体时间过长，离体后牙根表面暴露，则有可能受到周围环境的污染，这将增加牙再植后发生牙根炎性吸收与替代性吸收的可能性。为此，人们对延迟再植的根面处理进行了许多研究，应用了大量制剂进行处理，酸性物质的柠檬酸、抗生素类的四环素、利福平、类固醇激素、阿伦磷酸盐类、维生素 C、氟化物类的中性和酸性氟化物及釉基质蛋白等，其中氟化物可使牙骨质中的羟磷灰石转变为氟磷灰石，从而使牙根更好的抵御吸收，甚至可抑制破骨细胞的形成。故使用氟化物处理延迟再植牙牙根表面可缓解再植术后牙根吸收的出现。

国际牙外伤协会（IADT）推荐，离体时间超过 60min 且牙根发育完成的脱位牙，应用 2% 氟化钠溶液浸泡 20min 后行牙再植术。此外，1% 次氯酸钠、2% 酸性磷酸氟化钠、维生素 C 和蜂胶等溶液也可作为根面处理剂。氟化钠和蜂胶具有抗菌作用，经它处理根面后，减少了根面细菌感染，从而减少了炎性吸收的发生。

釉基质蛋白是一种幼猪牙胚的釉质提取物，由釉蛋白、非釉蛋白和蛋白酶等构成，商品名为 Emdogain。学者们认为，釉基质蛋白有促进牙周组织再生作用，近年来已广泛应用于牙周再生领域。在应用它处理脱位牙根面的短期观察结果中表明，其可促进牙骨质的形成和延缓牙根替代性吸收的发生而促进牙周愈合，但目前还缺乏长期效果的验证。

5）脱位牙复位、固定和抗生素的应用：脱位牙的复位过程或多或少会对牙周膜造成损伤，完全和不完全复位对牙周膜的愈合也有影响。故脱位牙的复位是第一位的，既要求完全复位，又要求减少复位过程对牙周膜的再次损伤，这样才可使患牙在解剖的正确位置上开始愈合。为了防止牙再脱出或移位，复位之后需要固定。而固定则应采用半坚固固定或弹性固定，以便保持牙的生理性动度，为外伤牙的牙周和牙髓愈合创造最佳条件。

牙再植术前后患者都需应用抗生素，它可以有效降低牙根吸收的程度，这可能与其抑制了牙槽窝或牙根表面的细菌增殖有关。

（2）影响牙髓愈合的因素

1）髓腔血管能否再生：牙髓血管能否再生取决于根尖发育程度。a. 根尖已发育完成的再植牙，牙髓不可能重建血液循环，势必坏死，进而引起根尖周病变和炎性的牙根吸收。故此类患牙应在再植前或再植后 7~14d 完成根管治疗。b. 根尖未发育完成的牙，脱位后若复位及时，其牙髓组织可通过宽阔根端长入髓腔形成新的血管，或通过新生血管与原血管发生吻合的途径重建血液循环，而获得继续生存的机会。Andreasen 等 1995 年研究表明，94 例根尖未发育完成的再植牙，有32例出现了牙髓再血管化或牙髓组织再生，占全部牙根未发育完成再植牙的34%。对于儿童年轻恒牙，若脱位后及时再植，至少有1/3再植牙的牙髓可再血管化。牙髓组织较短、<17mm，根尖孔直径较大、>2.75mm的牙，再植后更易发生牙髓血管的再生。

牙根未发育完成的牙较发育成熟牙齿出现牙髓血管再生的可能性更大，但研究发现其替代性吸收的发生率也较高。青少年牙脱位后，若干燥保存超过60min，再植后发生替代性吸收的比例与吸收速度较成人再植牙显著增高。

2）牙根能否继续发育：牙根能否继续发育不仅与牙髓的生活状况有关，而且与Hertwig's上皮根鞘的受损程度及其功能恢复有关。生活牙髓和牙乳头是牙根尖继续发育的基础与前提。Hertwig's上皮根鞘（HERS）在牙根发育中起积极的诱导作用。它可以诱导牙乳头细胞分化为牙本质细胞合成分泌牙本质基质，形成根部牙本质；诱导牙囊细胞分化为成牙骨质细胞，合成分泌牙骨质基质形成根部牙骨质。当牙根发育完成，上皮根鞘细胞进入牙周组织，进一步成为Malassez上皮剩余，这些细胞可影响牙骨质修复。曾有研究表明，牙根未发育完成的牙移植后，有14%根尖发育完全终止，65%根尖发育部分终止，只有21%根尖可以继续发育。可见，Hertwig's上皮根鞘受损后其功能恢复的可能性并不大。但Andreason等报道，38例牙根未发育完成的再植牙中，有7例牙不论其牙髓状况如何，再植后均出现牙根继续发育，说明Hertwig's上皮根鞘还是可以承受脱位和再植的创伤及口外离体时的附加损伤。如果根尖部的上皮根鞘具有活力，脱位再植后牙根还是有望继续发育的，并非完全依赖根尖端的生活牙髓。而再植牙牙髓能否愈合与患牙牙根是否发育完成极为相关。

3）其他因素：影响牙髓组织再生或牙髓愈合的因素还有：a. 脱位牙的离体时间。牙髓再血管化的可能性是随着脱位牙离体干燥时间的延长而减少。若在体外干燥时间超过60min，将不利于牙髓再血管化。b. 脱位牙离体后的保存。由于各类保存液对牙周膜细胞活力的保存效果有所不同，牙离体后储存在不同保存液中对牙髓血管和组织再生的影响也有所不同。其中，HBSS液、Viaspan液和Eagle's培养液对牙髓血管再生可能更有利。c. 牙再植前使用抗生素。研究表明，牙再植前若使用多西环素（强力霉素），可以降低髓腔内的微生物，使根尖未发育完成的再植牙牙髓再血管化形成率由18%提高到23%。局部应用四环素也可提高牙髓再血管化的成功率。d. 外伤牙位的不同。牙髓血管再生的可能性与外伤牙位有关，上颌中切牙普遍优于下颌中切牙。

脱位牙的正确复位和弹性固定也有利于牙髓血液循环的重建。

第六节　乳牙外伤

乳牙外伤易发生牙脱位，这是因为其牙根较短、牙周组织疏松；但不易发生牙折断，根折更为少见。乳前牙撞伤可出现牙齿松动、咬合痛、叩痛或龈沟出血；有的因缺乏明显症状，未能及时就诊，而后出现牙冠变色或根尖周病变。由于乳牙外伤大多发生于1～3岁低龄儿童且乳牙牙冠小，因而外伤后牙保存治疗难度较大。但是，如果乳牙外伤治疗不当，易造成牙早失，影响美观、发音、颌骨发育和恒牙萌出，导致恒牙列错殆畸形。因此，对牙根未完全吸收前的外伤乳牙给予良好治疗，对颌骨正常发育和恒牙萌出，防止恒牙列错殆畸形有重要意义。

在牙发育早期，恒切牙胚位于乳切牙的腭侧且邻近根尖的位置，因而乳牙外伤容易影响恒牙胚，使其发育障碍，引起恒牙釉质发育不全、牙萌出异常或冠、根发育畸形等并发症。因此，当乳牙受到外伤时，不仅要考虑外伤的乳牙，还要考虑到其下方正在发育的恒牙胚，治疗计划的选择要以保护正在发育的恒牙胚为目的同时兼顾儿童的年龄与配合程度、外伤乳牙正常脱落的时间和咬合情况，确保治疗措施不会对继承恒牙造成额外的损伤。对于大多病例的处理倾向于不做过多治疗的保留或者拔牙，如果外伤乳牙的存在会危害发育期的恒牙胚，通常需要拔除。

保留的外伤乳牙需定期做临床或影像学检查，以确定其是否有牙髓或根尖周并发症。乳牙外伤后第 1 年内应每 3 ~ 4 个月复诊 1 次，之后每年复诊 1 次直到乳牙脱落、继承恒牙替换。

一、分类、检查和诊断

（一）分类

乳牙外伤包括牙折断、脱位性损伤和全脱位。牙折断分冠折、冠根折和根折（图 6 - 30，图 6 - 31）；脱位性损伤分为亚脱位、部分脱位、侧方移位和嵌入性脱位（牙挫入）（图 6 - 32，图 6 - 33）；全脱位即牙完全脱离牙槽窝又称为撕脱性损伤（图 6 - 34）。由于儿童乳牙列期的牙槽骨较疏松、牙根较为粗短，乳牙外伤造成冠折、根折的较少，造成牙脱位性损伤与撕脱性损伤较多。乳牙外伤多发生于乳前牙，乳上前牙更为多见。其分类、临床特征和诊断要点与恒牙外伤相似，可参照恒牙外伤。

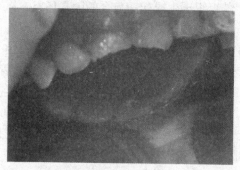

图 6 - 30　乳牙冠折

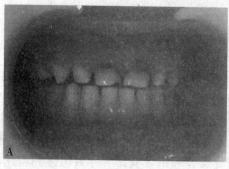
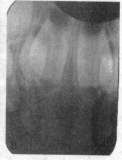

图 6 - 31　乳牙根折（A、B）

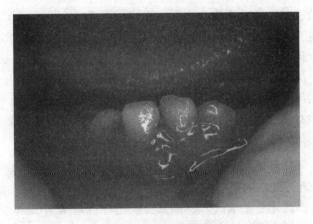

图 6-32 乳牙部分脱位

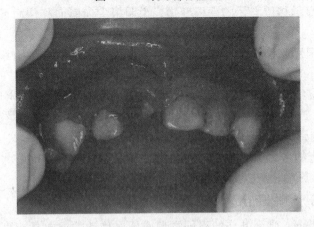

图 6-33 乳牙挫入

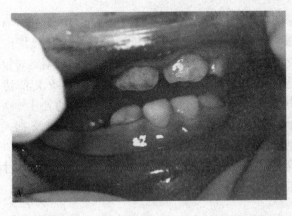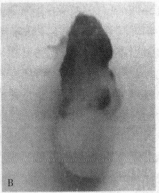

图 6-34 乳牙完全脱位（A、B）

（二）临床检查

乳牙外伤需进行以下临床检查。

（1）外伤牙的位置、牙弓形态、咬合平面。

（2）外伤牙的颜色：是乳白色、鲜红、暗红或灰暗。

（3）牙折断部位：是切角、切缘、牙冠中部或牙冠颈部折断。

（4）牙折断深度：是釉质、牙本质或牙骨质折断；是牙髓未暴露还是牙髓暴露的折断。

（5）牙折裂线走向及折裂面与牙龈的关系：是横折、纵折、斜折或粉碎性折断，折裂面是位于龈上或龈下，龈沟是否溢血，根尖周是否有龈瘘。

（6）叩诊与松动度：叩诊是否疼痛、牙是否脱离牙槽窝，松动度是否异常。

（7）光束透射检查：由舌侧向唇侧照射的光束是否可查看到裂纹或折裂线。

（三）X 线片检查

为了明确外伤乳牙是否累及正在发育的继承恒牙胚，乳牙外伤后应拍摄 X 线片给予确认。X 线片也可显示乳牙外伤的类型及外伤的程度，如是否有牙根折断或牙槽骨折断，其折断部位或折裂线走行；乳牙是完全嵌入还是部分脱出等也可从 X 线片中观察与判断。故 X 线片检查是乳牙外伤诊断中不可缺少的手段。

（1）当 X 线片显示移位乳牙的牙根变短，说明根尖向唇向移位而远离了牙胚，可能对恒牙胚无明显影响。

（2）当 X 线片显示移位乳牙的牙根变长，说明根尖向腭侧移位而靠近牙胚，可能会影响恒牙胚。

（3）当定期观察中的 X 线片显示，受到影响的恒牙胚与未受到影响的同名恒牙胚向冠方移动程度不一致，或受到影响的恒牙胚出现了矿化不良、牙冠、牙根发育异常等现象时，说明乳牙外伤已影响到恒牙胚的发育和萌出，应立即对患牙进行处理。

（4）当定期复查的 X 线片显示，外伤乳牙出现了根尖周炎症时，为避免根尖周组织感染对恒牙胚的进一步影响，应立即对乳牙进行根管治疗或拔除。

（四）检查与诊断中的注意事项

1. 乳牙外伤的类型　乳牙外伤的不同类型或牙根移动的方向是能否影响恒牙胚的决定因素。

发育早期的恒牙胚位于乳牙的腭侧，可能接近乳牙根尖部，也可能与乳牙根尖有一定距离。当外伤乳牙牙冠唇向移位，而根尖腭向移位时，则可接近恒牙胚牙囊直接损伤到恒牙胚；反之，当外伤乳牙牙冠腭向移位，根尖唇向移位时，则可远离恒牙胚牙囊，对恒牙胚无明显影响。此外，发育中的恒牙胚是对称的，如 X 线片检查中发现恒牙胚牙冠的切端至矿化端距离较对侧短，则有可能是外伤挫入的乳牙将恒牙胚推移所致，此时的乳牙外伤很可能伤及恒牙胚。因此，不同类型的乳牙外伤对继承恒牙胚的影响有差异。其中，牙挫入对恒牙胚影响最为严重，其次是乳牙完全脱位、乳牙部分脱位与侧方移位。

2. 乳牙外伤时儿童的年龄　乳牙外伤是否对继承恒牙造成影响还与外伤发生时的儿童年龄有关，尤其是当乳牙外伤发生在恒牙胚发育的早期阶段，外伤时患者年龄越小，对继承恒牙影响越大。

3. 乳牙外伤后是否并发牙髓、根尖周病变　乳牙外伤若未及时就诊而随后出现牙变色、牙槽脓肿或牙龈瘘管，则可能是并发了牙髓坏死、根尖周炎症。此类牙髓、根尖周病变也可对恒牙胚造成影响。

二、治疗原则

在乳牙外伤的临床检查和诊断中，外伤是否对继承恒牙胚造成影响是最为重要的。故乳牙外伤时，不仅要考虑受外伤的乳牙，而且必须对外伤乳牙是否对继承恒牙胚造成影响做出正确判断，在此基础上才可拟定治疗计划，并且所有的治疗计划都要以保护正在发育的恒牙胚为目的。

鉴于乳前牙牙根与继承恒牙胚的位置关系以及牙齿外伤可能对恒牙胚造成影响，乳牙外伤的治疗原则是将乳牙外伤对继承恒牙胚发育的影响降到最低。除其治疗不宜太保守外，还应尽量保持牙在乳牙列的位置并维持正常咬合关系。为此，治疗中应考虑以下情况。

（1）乳牙外伤的类型。

（2）乳牙外伤的并发症。

（3）治疗方法和手段所带来的影响。应避免选择任何可能造成继承恒牙损伤的治疗方案。

（4）须考虑外伤乳牙距乳恒牙替换的时间及患儿配合程度。例如，对接近替换的牙或距替换期 1~2 年的患牙，可考虑拔除。对距替换期较长的患牙，在不影响继承恒牙胚发育及家长、患儿能配合的前提下，可尽量采用保留患牙的治疗方法。

（5）如果乳牙外伤对继承恒牙胚没有造成影响，治疗的基本目的应是促进乳牙牙髓、牙周和根尖周的恢复，并保存患牙。

三、治疗方法

乳牙外伤的治疗分即刻治疗与远期治疗。在即刻治疗中，依据乳牙外伤类型而分别进行以下处理。

（一）乳牙折断

1. 乳牙冠折　乳牙冠折有未露髓的简单冠折（釉质、牙本质折断）与露髓的复杂冠折两类。

（1）釉质、牙本质折断：当折断面积较小，有锐利断缘可能刺破黏膜时，应进行调磨使其光滑。当折断面积较大、患儿家长有美观要求时，可进行光固化复合树脂修复。

（2）冠折露髓：外伤时间较短或外伤时间在 24h 内，可行活髓切断术；如外伤时间较长或牙髓已感染，则应行去髓术或根管治疗，而后行树脂修复（图 6-35）。对乳牙牙根尚未发育完成的低龄儿童，外伤冠折露髓后行切髓术保留部分生活牙髓，使乳牙根继续发育完成。

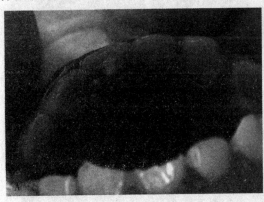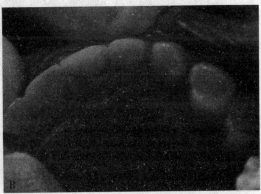

图 6-35　女，2 岁，乳牙冠折露髓
A. 右上乳中切牙冠折露髓；B. 活髓切断术后树脂修复

2. 乳牙冠根折　乳牙冠根折一般应拔除。但对于冠根折断缘较浅位于龈缘稍下者，可在拔除断冠后行活髓切断术或根管治疗术，封闭根管口，保留残根于牙槽窝内，避免牙槽骨吸收，随后做功能性间隙保持器保持牙冠缺失的三维间隙。

3. 乳牙根折　乳牙根折常发生在根中和根尖 1/3 处，根尖 1/3 折断的预后较好。

（1）根尖 1/3 折断：可定期观察，嘱患者避免咀嚼咬合 2 周，不做其他处理。如有早接触创伤可行调磨。在观察中若出现牙髓感染症状，可行根管治疗或拔除，拔除时只拔除冠侧断端，保留根尖断端待后期自行吸收。

（2）根中 1/3 折断：乳牙根中 1/3 折断后，患牙冠部断端通常移位且松动Ⅱ度以上、伴有牙龈组织撕裂，因疼痛而严重影响患儿咀嚼功能。如果外伤时患者年龄较小、患牙距替换时间较久，可以采取保存治疗：复位根中折断的牙，用正畸托槽与不锈钢丝法等弹性固定 6～8 周或更长时间，并定期观察牙髓活力，如果确认牙髓坏死，则行牙髓治疗；6～8 周后根据牙齿松动情况，拆除固定装置；此后定期复查，直至牙替换（图 6 - 36，图 6 - 37）。如果接近替换或者患儿与监护人不愿意配合治疗，则需在局部麻醉下拔除冠侧断端，但不必拔除根侧断端，以避免损伤其下方的恒牙胚（图 6 - 38）。残留的根侧断端日后可被吸收，恒牙可正常萌出。

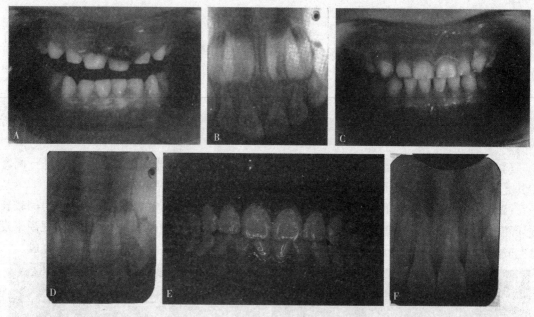

图 6 - 36　女，3.5 岁，乳上中切牙根中 1/3 折断
A、B. 乳上中切牙根中 1/3 折断；C、D. 复位固定治疗结束后观察；E、F. 继承恒牙萌出后未见异常

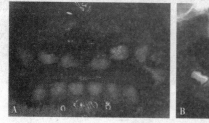
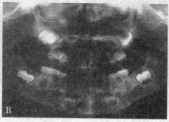
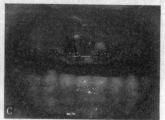

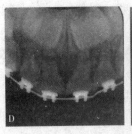
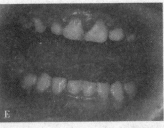
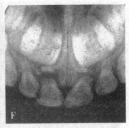

图6-37　男，3岁，乳上中切牙根尖1/3折断伴牙槽骨骨折及牙龈软组织撕裂

A、B. 乳上中切牙根尖1/3折断伴牙槽骨骨折及牙龈组织撕裂；C、D. 清创缝合，复位固定；
E、F. 6周后拆除固定，牙不松动，折裂线处根部断端开始吸收，尖周重建

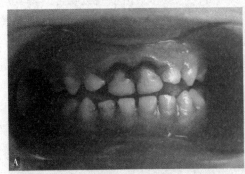
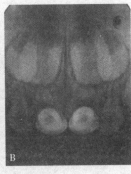
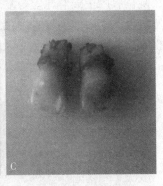

图6-38　男，3岁，乳上中切牙根中1/3折断

A. 乳上中切牙根中1/3折断口内照；B. X线片；C. 拔除的冠部断端

（3）根颈1/3折断：需在局部麻醉下拔除冠侧断端，根侧断端视情况处理（图6-39）。如果不影响伤口愈并发且无症状，根侧断端可以保留，日后可被吸收，不影响恒牙萌出。否则，在确认操作不损伤其下方恒牙胚的前提下，可以拔除残留的根侧断端。

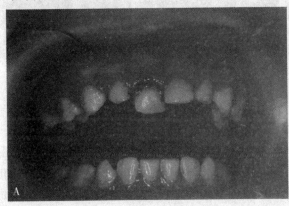
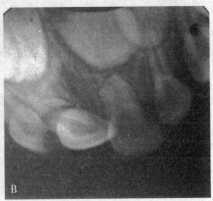

图6-39　男，5岁，右上乳中切牙根颈1/3折断

A. 右上乳中切牙侧方移位；B. 根尖X线片显示右上乳中切牙根颈1/3折断

（二）乳牙脱位性损伤

1. 牙震荡和亚脱位　不需处理，只需定期观察牙髓状况。

如有咬合创伤可行调𬌗；如松动可行松牙固定；如牙冠变色可行根管治疗；如出现根

尖周炎症，为避免对继承恒牙胚产生影响，则需行彻底、有效的根管治疗或者拔除。

2. 部分脱出和侧方移位　如下所述。

（1）部分脱出：乳牙部分脱出的治疗取决于患牙移位程度、松动度、牙根发育状况与患儿配合情况等。如外伤牙松动明显、移位严重应考虑拔除；如未能及时就诊，患牙无法复位也应考虑拔除；如外伤牙根发育完全或邻近替牙期可考虑拔除。但对就诊及时、轻度脱出、口腔状况能满足固定条件的年轻乳牙可采用轻柔复位、正畸麻花丝与复合树脂弹性固定进行治疗（图6-40），定期观察牙髓状况。

（2）侧方移位：乳牙侧方移位的处理应以是否伤及恒牙胚为原则。大多数移位是牙冠腭向移位，这种移位可使牙根远离恒牙胚。如就诊及时，牙移位不严重并可顺利复位者，可在复位后用正畸麻花丝与复合树脂等方法固定2周。配合使用全牙列𬌗垫避免咬合，待其自然愈合，术后定期复查（图6-41）。如牙冠唇向移位、牙根接近或影响恒牙胚者应考虑拔除。

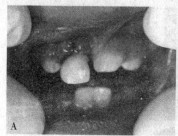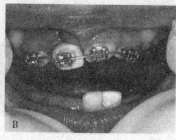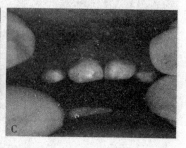

图6-40　女，11个月，乳上中切牙部分脱出

A. 乳上中切牙部分脱位；B. 复位固定；C. 4周后固定装置拆除，患牙无异常松动

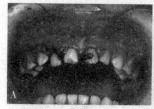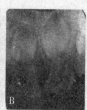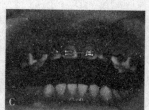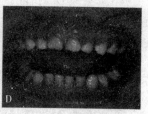

图6-41　男，2岁，上颌乳前牙侧方移位

A、B. 右上乳侧切牙、尖牙与左上乳中切牙侧方移位；C、D. 复位固定观察

3. 乳牙挫入　乳牙挫入对恒牙胚影响最大，关键在于挫入程度及与恒牙胚的关系。如果挫入牙冠在1/2之内，X线片显示没有伤及恒牙胚，可不做处理，待其自动再萌出（图6-42）；如果经CT片确认，挫入乳牙位于恒牙胚唇侧，则可定期观察，待其再萌出；如果挫入过深，乳牙与恒牙胚相接触或乳牙直接嵌入发育中的恒牙胚之中，则应立即拔除，随后需定期观察继承恒牙胚的发育情况（图6-43）。

对乳牙是完全脱位还是完全挫入需拍摄X线片进行鉴别，前者牙槽窝内无牙，后者牙槽窝内可看到挫入的乳牙。

4. 乳牙完全脱位　理论上讲，牙完全脱位后应尽快进行再植术。但是，与恒牙不同的是，乳牙再植可能存在损伤恒牙胚的风险（乳牙再植后，牙髓和牙周愈合情况是难以预料的）。即使在理想的条件下，乳牙再植仍然存在较高的风险，预后较差。因此，为了避免乳牙再植后可能对继承恒牙带来的不良影响，乳牙完全脱位后不提倡再植。虽然有乳牙再植成功的病例报道（图6-44），但一般不对脱位的乳牙进行再植。

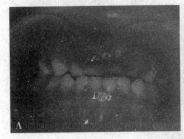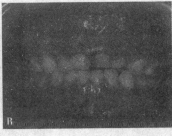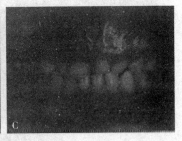

图6-42　男，5岁，乳上前牙部分嵌入
A、B. 乳上中切牙与左上侧切牙部分嵌入；C. 观察6个月后自行萌出

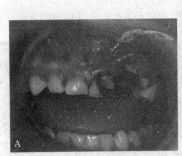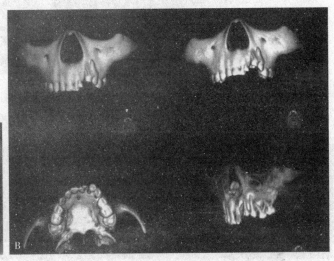

图6-43　男，5岁，2颗乳上前牙完全嵌入，根尖与恒牙胚接触
A. 左侧乳侧切牙，乳尖牙几乎完全嵌入，乳中切牙复杂冠根折；B. 螺旋CT显示左侧乳侧切牙根尖向腭侧，和恒牙胚接触，乳尖牙根尖向唇侧，穿通牙槽窝骨壁

　　如果全脱位发生在乳尖牙萌出之前，则会对间隙影响较大，否则对间隙影响较小。为了美观、发音和儿童的心理需求，乳牙完全脱位后应做功能性间隙保持器或Nance弓改良义齿保持器，并需随年龄的增长而逐年更换（图6-45）。

　　总之，由于乳牙外伤的主要并发症是对恒牙胚的影响，故较复杂的乳前牙外伤大多应拔除，完全脱位的乳牙也不宜再植。

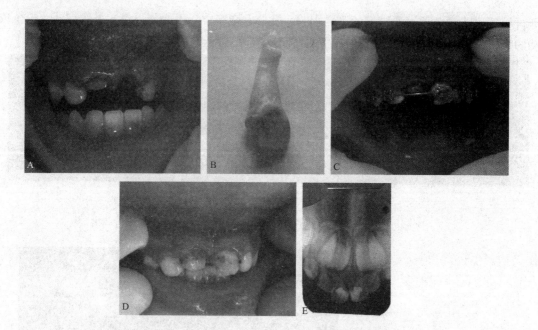

图 6 - 44 男，3.5岁，左上乳中切牙完全脱位后及时再植
A、B. 左上乳中切牙完全脱位；C. 及时再植，弹性固定；D、E. 再植后6个月，牙周膜腔清晰

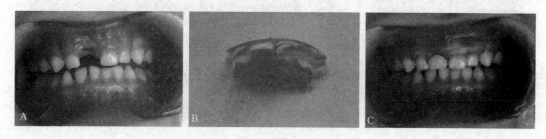

图 6 - 45 男，5岁，乳上中切牙完全脱位后功能性间隙保持器修复（A、B、C）

四、并发症和对继承恒牙胚的影响

1. 乳牙外伤的并发症 在乳牙外伤的治疗中，须注意牙外伤并发症的检查与处理，例如牙变色、牙髓坏死、根尖周炎症及牙髓钙变与牙根吸收等。

（1）乳牙变色：外伤当时或一段时间后，牙冠呈粉红色或黄褐色，可先观察，暂不处理。有的变色可随时间渐渐减轻；有的变色则不断加重，变色加重的患牙提示可能发生牙髓坏死（图6-46）。

（2）牙髓坏死：牙髓坏死是乳牙外伤最常见的并发症，通过颜色改变和影像学检查可以评定。外伤后牙变色提示牙髓内出血，如果这种颜色一直存在，则怀疑牙髓坏死，应进行影像学检查，牙髓腔若始终未发生缩窄提示牙髓坏死。因牙髓坏死易引起根尖周炎症，造成恒牙胚矿化不良或釉质发育不全，为避免长期炎性病变对恒牙胚发育的影响，应进行根管治疗；若有根尖周炎而又无法控制时，应拔除患牙，以减少对继承恒牙胚的损伤。

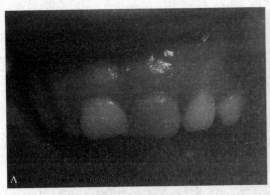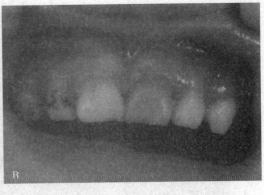

图 6 - 46　男，4 岁，乳上中切牙外伤后 2 周牙冠变色（A 粉色、B 青色）

（3）牙髓钙变、根管闭锁：是外伤后的常见反应，X 线片显示，髓室或根管逐渐狭窄、闭塞或消失。但是多无临床症状，仅牙变为黄色不透明样，乳牙通常能正常脱落，偶尔发生根尖周炎症。因此，建议定期 X 线复查。

（4）牙根吸收：乳牙外伤后可出现牙根内吸收和根尖外吸收（图 6 - 47）。一旦出现牙根吸收，应及时行根管治疗，根管内充填氢氧化钙制剂并定期更换。经治疗，借助根管内氢氧化钙的渗透作用，使根面出现碱性环境从而抑制破骨细胞的活性，停止牙根的吸收。欧美学者认为，对于各种类型的牙根吸收，一旦有感染迹象则推荐拔除。

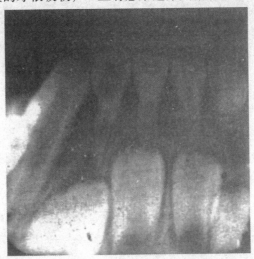

图 6 - 47　乳牙外伤后牙体吸收

（5）牙根粘连：乳牙受严重外力而发生侧方移位、嵌入或因全脱位延期再植时，有可能由于牙周组织受损严重而发生坏死并被骨组织替代，从而发生牙根粘连（图 6 - 48）。如果乳牙根与牙槽骨粘连、影响继承恒牙萌出时，应拔除乳牙。

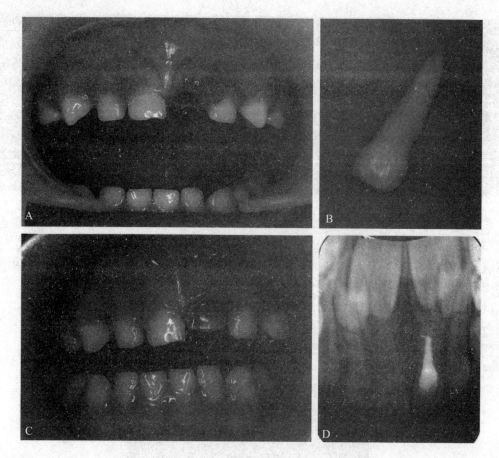

图6-48　男，4岁，乳前牙完全脱位后延期再植

A、B. 乳前牙完全脱位后延期再植；C、D. 随访1.5年后牙根粘连

2. 对继承恒牙胚的影响　乳牙外伤对继承恒牙胚的损伤大多发生于3岁以下的儿童。当然，这与损伤类型和严重程度密切相关。外伤后并发症的全面评估需持续到所有恒牙萌出，但是很多严重的并发症（如影响牙齿形态）可在外伤后1年内通过影像学手段得以诊断。

据报道，12%~69%的乳牙外伤可能会导致继承恒牙受损，其中嵌入影响最大。至于乳牙完全脱位，如果在脱出前根尖移向了恒牙胚，同样会导致其损伤。乳牙外伤对继承恒牙胚造成的主要影响是导致牙发育和萌出异常。其主要表现如下。

（1）釉质钙化不全和发育不全，如釉质出现白色、黄褐色斑块或斑片，牙冠切缘釉质皱缩，形态异常，损伤发生于2~7岁。

（2）牙冠和牙根弯曲变形。乳牙外伤有可能造成继承恒牙冠弯曲（crown dilaceration，弯曲牙是指牙萌出时牙冠或者牙根背离了牙体长轴。主要是由于外伤使已经形成的硬组织同发育中的软组织移位所致，损伤发生在2岁左右。当继承恒牙的牙根正处于发育和形成阶段，乳牙外伤时的外力则可导致牙根发育异常，如牙根前庭向或侧方成角畸形（vestibular orlateral root angulation），牙根的发育方向逐渐发生变化、牙根发育受限或停止而呈短根状，甚至导致恒牙根的弯曲和变形等。牙根发育不良是由于整个牙胚向根尖方向挤压，损伤了上皮根鞘所致（图6-49，图6-50），损伤发生于2~5岁。

（3）严重的乳牙外伤甚至可造成牙瘤样畸形（损伤发生于1~3岁）、恒牙胚牙根发育部分或者完全停滞（损伤发生于5~7岁）或牙胚坏死而出现牙胚埋藏等。

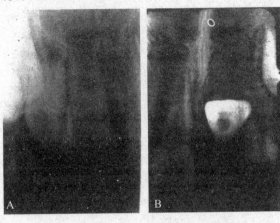

图6-49 乳牙外伤造成恒牙发育异常
A. 乳前牙外伤后继承恒牙牙冠发育异常；B. 弯曲牙

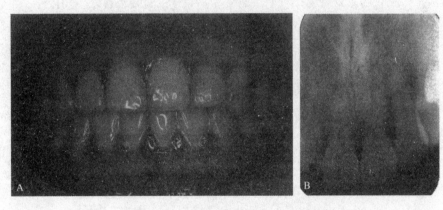

图6-50 乳牙外伤造成恒牙牙根弯曲、但牙冠无异常（A、B）

（4）恒切牙迟萌或导位萌出。乳牙外伤导致牙早失、恒牙胚上方的结缔组织增厚而迟萌，或由于缺乏萌出引导而异位萌出；以及乳牙滞留、发育中的继承恒牙牙冠、牙根弯曲变形，牙根成角畸形或发育停滞，或在新位置上发育等均可造成恒牙迟萌或异位萌出（图6-51）。

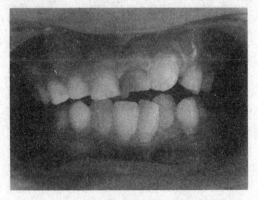

图6-51 乳牙外伤后滞留，致恒切牙迟萌

参考文献

[1] 中华口腔医学会.临床诊疗指南口腔医学分册.北京:人民卫生出版社,2016.

[2] 凌均桑.口腔内科学高级教程.北京:人民军医出版社,2015.

[3] 张志愿,俞光岩.口腔科学.北京:人民卫生出版社,2013.

[4] 刘峰.口腔美学修复实用教程:美学修复牙体预备.北京:人民卫生出版社,2013.

[5] 刘敏,苏东旭,冯艳华,等.口腔根管治疗牙髓及牙尖周类疾病的疗效分析.全科口腔医学杂志(电子版),2015,2(2):74-75.

[6] 樊明文.2015口腔医学新进展.北京:人民卫生出版社,2015.

[7] 陈慧.现代临床口腔病诊疗学.北京:科学技术文献出版社,2012.

[8] 冯崇锦.口腔科疾病临床诊断与治疗方案.北京:科学技术文献出版社,2010.

[9] 胡景团.口腔预防保健.北京:科学出版社,2011.

[10] 于飞.口腔常见疾病.江苏:江苏科学技术出版社,2011.

[11] 朱智敏.口腔修复临床实用新技术.北京:人民卫生出版社,2014.

[12] 陈永进,宋红,张旻.口腔全科医师临床操作手册.北京:人民卫生出版社,2012.

[13] 左金华,韩其庆,吴文,等.实用口腔科疾病临床诊治学.广州:世界图书出版广东有限公司,2013.

[14] 葛立宏.儿童口腔医学.北京:北京大学医学出版社,2013.

[15] 蒋连权.学龄前儿童窝沟封闭预防龋齿治疗情况调查.中国公共卫生管理,2016(1):138-140.

[16] 张傲雪.窝沟封闭剂联合含氟凝胶预防及治疗儿童龋齿的效果分析.首都食品与医药,2017,24(20):65-66.

[17] 宋光泰,靳秋晨.牙齿发育异常的外科治疗.中国实用口腔科杂志,2016(9):528-531.